KOHLSUPPE

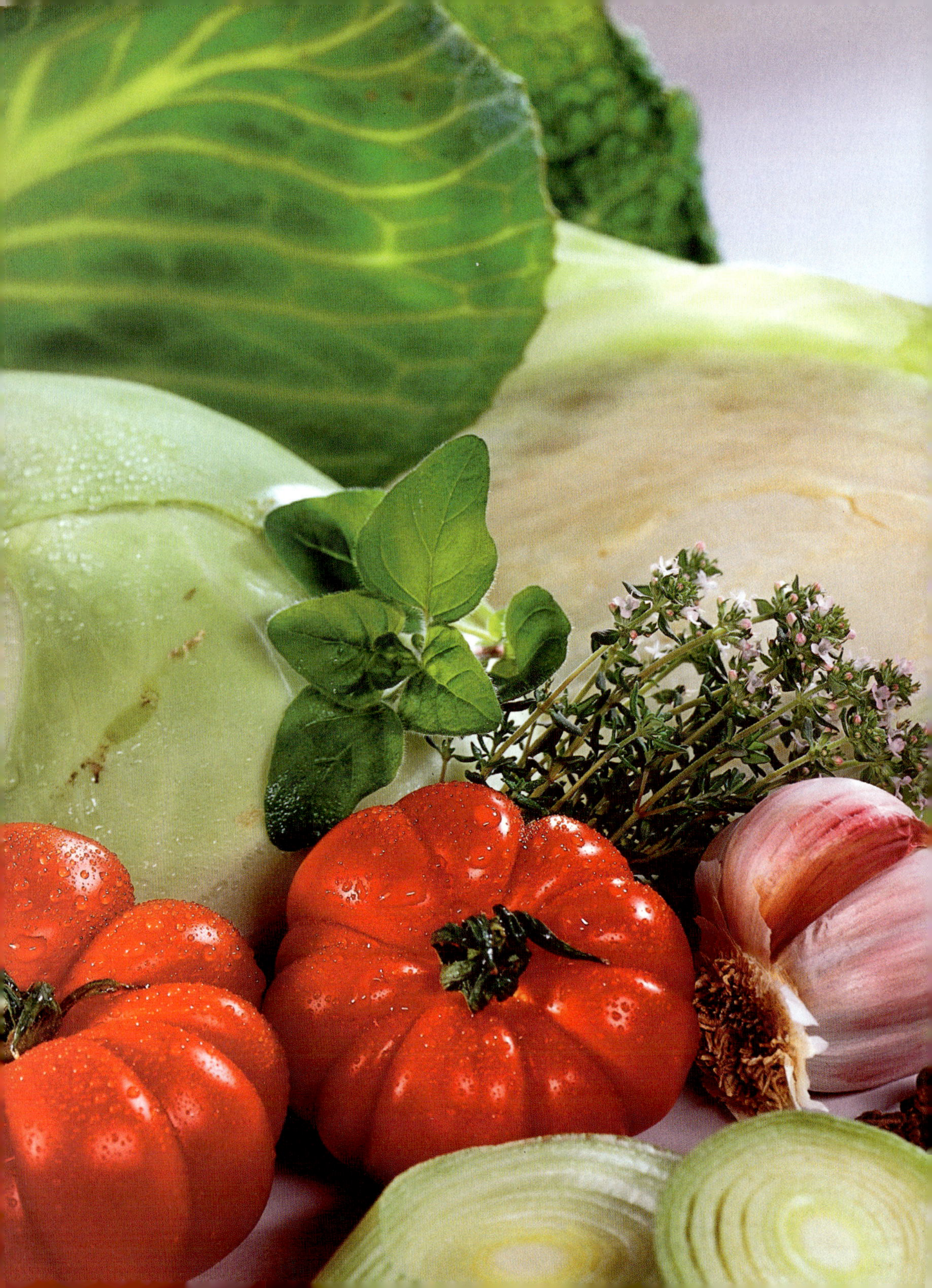

Dr. Barbara Rias-Bucher

KOHLSUPPE

Weltbild

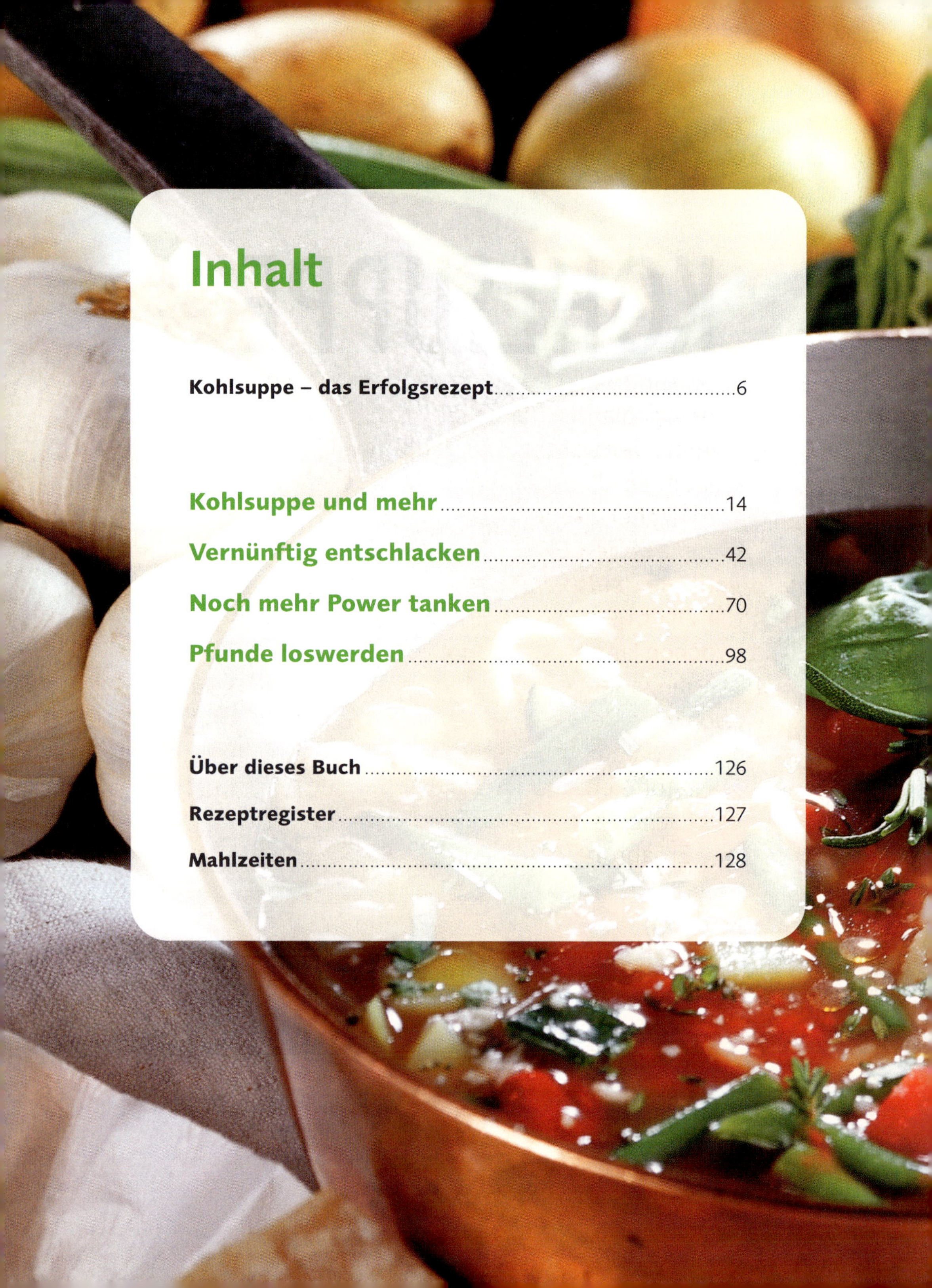

Inhalt

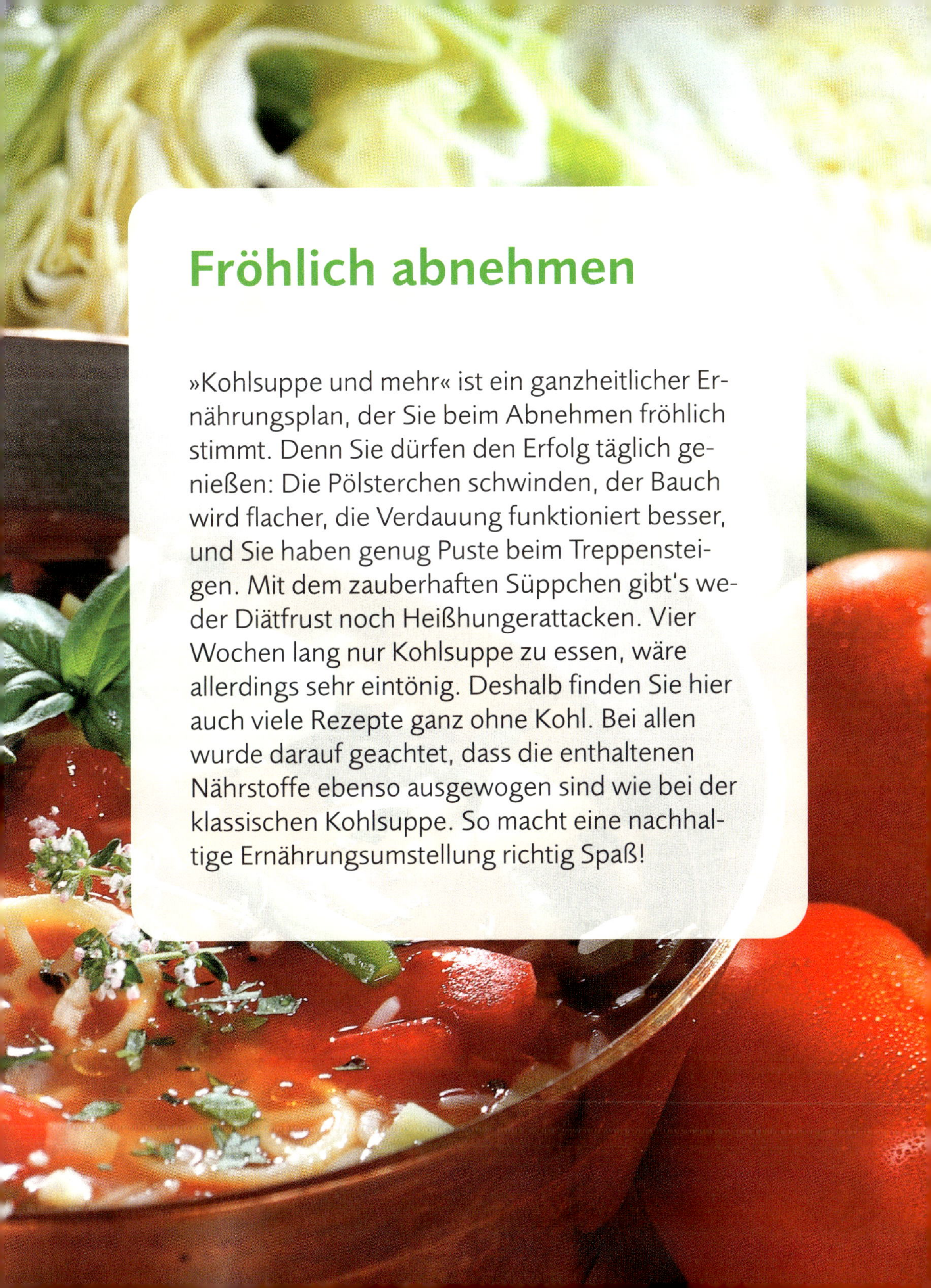

Fröhlich abnehmen

»Kohlsuppe und mehr« ist ein ganzheitlicher Ernährungsplan, der Sie beim Abnehmen fröhlich stimmt. Denn Sie dürfen den Erfolg täglich genießen: Die Pölsterchen schwinden, der Bauch wird flacher, die Verdauung funktioniert besser, und Sie haben genug Puste beim Treppensteigen. Mit dem zauberhaften Süppchen gibt's weder Diätfrust noch Heißhungerattacken. Vier Wochen lang nur Kohlsuppe zu essen, wäre allerdings sehr eintönig. Deshalb finden Sie hier auch viele Rezepte ganz ohne Kohl. Bei allen wurde darauf geachtet, dass die enthaltenen Nährstoffe ebenso ausgewogen sind wie bei der klassischen Kohlsuppe. So macht eine nachhaltige Ernährungsumstellung richtig Spaß!

Kohlsuppe – das Erfolgsrezept

Schon seit Jahrzehnten bildet Kohlsuppe den Mittelpunkt einer Diät, die ohne Kalorienzählen und Angst vor »falschem« Essen zum sicheren Erfolg führt.
Das hat gute Gründe. Erstens: Kohlsuppe enthält eine Menge Nahrungselemente, die positiv in unseren Stoffwechsel eingreifen. Dazu gehören der Fatburner Vitamin C, die Essbremse Pyridoxin, das Leistungs-Vitamin Thiamin, die Schlacken-Schaufel Kalium und der Nerven-Mineralstoff Magnesium. Zweitens: Hunger ist kein Thema, denn Suppe zu löffeln füllt den Bauch. Drittens: Ein Teller Warmes tut wohl, wenn Sie sich körperlich und seelisch klamm fühlen. Viertens: Das Zaubersüppchen macht Laune, weil Kohl uns Tryptophan liefert, aus dem wir das Glückshormon Serotonin bilden können.

Kohlsuppe – der Ernährungsplan

Die »Ursuppe« ist eine Blitzdiät mit Kohl und Gemüse in Wasser gekocht, ohne Salz. Dazu kommen Obst, Gemüse, Magermilch, mal eine Kartoffel und ein Portiönchen Naturreis, ein wenig Fleisch und eventuell Fisch. Maximal sieben Tage darf man so abnehmen. Dann ist Schluss, sonst droht Nährstoffmangel.

Unsere neue Kohlsuppe dagegen dürfen Sie essen, so lange Sie wollen. Denn wir folgen dem Prinzip des guten alten Suppentopfs: Einmal kochen und beim Aufwärmen immer eine Kleinigkeit zufügen. So kriegen Sie mühelos eine neue Mahlzeit in den Teller, die Ihren Gaumen erfreut und Ihrer Gesundheit dient, weil Sie noch mehr Vitalstoffe tanken können. Der Vorteil für Sie: Die Suppe selbst und alle anderen Gerichte in diesem Buch sind kulinarisch und physiologisch so ausgewogen, dass Sie von nun an mit diesem Ernährungskonzept leben können. Wenn Sie »Kohlsuppen-Neuling« sind, sollten Sie lediglich darauf achten, dass Sie mit den Rezepten der ersten Woche (→ Seite 16 bis 41) beginnen. Denn diese enthalten wenig Ballaststoffe, damit sich Ihr Organismus an die Umstellung gewöhnen kann.
Die neue Kohlsuppe ist also eine ideale Dauerernährung. Dabei müssen Sie auch nicht den so genannten Jojo-Effekt fürchten, der bei Hungerkuren und einseitigen Diäten auftreten kann. Dieses quälende Wechselspiel zwischen Hungern und maßlosem Essen zieht sich oft über Jahre hin und führt zu ernsthaften Essstörungen. Bei unserer »Kohlsuppe und mehr« kann das nicht passieren, denn die Portionen sind reichlich bemessen. Tatsächlich sind die

Rezepte sogar deutlich ausgewogener als die meisten Mahlzeiten, die wir zwischen Frühstücksbrötchen, Fastfood, Kantine, Snack-Happen, Edelrestaurant-Menü oder TV-Dinner zu uns nehmen.

Essen Sie sich schlank

So paradox es klingt: Wer nichts isst, verliert auf Dauer nur die Laune, nicht das Gewicht. Hunger macht missmutig und reizbar, Fasten führt zu regelrechten Fressattacken, die wir dann mit Übelkeit und schlechtem Gewissen büßen.
Also müssen wir essen. Denn Verdauen kostet Energie, und je mehr unser innerer Ofen verfeuert, desto besser. Im Idealfall braucht er genau die Menge an Energie, die Sie gerade mit viel Vergnügen aus Ihrem Teller gelöffelt haben.
Im Laufe der Entwicklungsgeschichte haben wir uns auf Lebensmittel eingestellt, die uns möglichst lange in handlichen Häppchen Energie liefern. Denn erstens konnten unsere Vorfahren nicht beim ersten Hungergefühl zum Kühlschrank gehen, sondern mussten sich die Nahrung erst mal zusammensuchen. Zweitens wäre ein dickes Energiedepot, sprich Fettpolster, beim Jagen, Sammeln und bei der Feldarbeit nur hinderlich gewesen. Deshalb hat die Natur uns mit kleinen Energiespritzen ausgestattet, die bei Bedarf geleert werden. Um diese kleinen Spritzen anzulegen, muss unser Stoffwechsel erst mal arbeiten, und zwar unter Hochdruck: mit der Energie, die wir beim Essen zu uns nehmen.

Mit »Kohlsuppe und mehr« müssen Sie nicht mehr hungern: Sie kriegen genug zu essen und nehmen trotzdem ab.

Holen Sie sich Energiepäckchen

Kuchen macht hungrig, Vollkornbrot sättigt – das sagen uns Experten seit langem. Der Grund liegt im Zucker, den süßes Gebäck in großer Menge enthält. Zucker ist ein rascher Energiespender: Der Blutzuckerspiegel steigt rasch an, fällt aber ebenso schnell wieder ab. Die Folgen sind plötzlicher Energieverlust und Leistungsabfall – übrigens keine Zeichen von Krankheit, sondern ganz normal und ziemlich häufig.
Frisches, buntes Gemüse und alle anderen Zutaten, die Sie in »Kohl-

Abnehmen allein und zu zweit

Die Kohlsuppenrezepte reichen für mehrere Mahlzeiten à zwei Portionen. Das heißt für Sie: einmal Hauptgericht und dazu noch genügend Löffel Suppe für zwischendurch. Wenn Sie mit Partner oder Partnerin kohlsuppen wollen, kochen Sie einfach die doppelte Menge. Alle restlichen (Haupt-)Gerichte, Snacks und Drinks sind ohnehin als Zwei-Personen-Mahlzeiten berechnet.

suppe und mehr« finden, liefern Stärke, die doppelt nutzt: Der Körper verbraucht für seine Verdauungsarbeit reichlich Energie und signalisiert kein Hungergefühl. Denn er produziert den Zucker selbst, indem er die langen Molekülketten der Stärke-Kohlenhydrate in kurze Zuckermoleküle zerlegt, daraus die Energiequelle »Glykogen« aufbaut und auf Abruf bereitstellt. Dieses Glykogen wird vom Blut verteilt und vom Körper in Leber und Muskeln deponiert. Sobald das Gehirn Bedarf an Energie signalisiert, wird Glykogen wieder in Traubenzucker umgewandelt. Das ist der »Brennstoff«, den wir für jede Muskelbewegung, für den Stoffwechsel, für geistige und körperliche Arbeit, kurz: für alle unsere Lebensvorgänge brauchen.

Wenn Sie gesund und maßvoll essen und trinken und dennoch stetig zunehmen, könnte das an einer Fehlfunktion der Schilddrüse liegen. Durch eine Blutuntersuchung kann man die Störung leicht feststellen.

Kohlsuppe und GI

Zwischen Übergewicht und glykämischem Index (GI), oft kurz »GLYX« genannt, besteht vermutlich ein Zusammenhang. Denn Lebensmittel mit einem hohen GI zwischen 80 und 100 lassen den Blutzuckerspiegel rasant ansteigen und ebenso schnell wieder absinken. So wird man rasch wieder hungrig und greift zum nächsten Snack. Möglich ist auch eine Hungerattacke, die man mit allem bekämpft, was gerade zur Verfügung steht. In erster Linie natürlich mit zuckerhaltigem und fettreichem Essen für den schnellen Energieschub. Schokoriegel und Müslischnitte, Schinkencroissant und Käsebrezel sind aber fette Snacks mit einem GI weit über 70, die den Blutzucker erneut nach oben jagen. Dann geht das Ganze wieder von vorne los. Klar, dass man sich langsam an den Wechsel von Hunger und raschem Energieschub gewöhnt. Aber auch klar, dass ständiges Futtern der Linie schadet.

Das Ernährungskonzept »Kohlsuppe und mehr« unterbricht diesen Kreislauf: Sie kriegen nur gute Kohlenhydrate mit niedrigem glykämischem Index, die den Traubenzucker langsam und stetig in Ihre Blutbahn schicken. Das Essen hält lange vor, Sie essen weniger und verbrennen trotzdem mehr Energie.

Dicke und dünne Hormone?

Als Dickmacher gelten Insulin und Kortisol, als Abspecker Glukagon und bestimmte Hormone, die das Wachstum steuern.

Insulin wird ausgeschüttet, sobald wir essen. Es transportiert den »Brennstoff« Traubenzucker über die Blutbahn in die Zellen, wo er für alle unsere Lebensvorgänge gebraucht wird. Doch leider schickt es nicht nur Zucker, sondern auch die Nährstoffe Eiweiß und Fett ins jeweilige Depot – Letzteres in die Fettzellen.

Kortisol, das die Nebennieren aus Cholesterin produzieren, wandelt Eiweiß in Glukose um. Es soll dabei auch Fettzellen füttern und unsere Speckpölsterchen hüten wie der Drache den Schatz.

Das »gute« Glukagon dagegen macht schlank. Der Organismus schüttet es für den Fettabbau aus – allerdings nur dann, wenn wir nicht essen. Sobald wir wieder futtern, tritt statt dessen Insulin in Aktion. Wachstumshormone bauen Fettpolster ab, sorgen für mehr Muskelmasse und stabile Knochen.

Gute Laune essen

Essen kann glücklich machen, das wissen wir alle: Die einen brauchen dafür nur einen Teller Nudeln, die anderen Knödel und Sauce. Manche träumen ständig vom knackigen Salat, andere vom heißen Süppchen, das Bauch und Seele wärmt. Dass Schokolade ebenfalls sehr glücklich macht, gestehen wir uns lieber nicht ein – wegen der unausrottbaren Angst vor »sündigem Essen«. Forschungen haben unsere Erfahrung wissenschaftlich untermauert: Durch kohlenhydratreiches Essen gibt der Körper das Gute-Laune-Hormon Serotonin frei – wir fühlen uns wohlig satt, angenehm träge und wunderbar entspannt. Und damit jetzt kein Missverständnis entsteht: Jedes Kohlenhydrat-Essen macht glücklich; bei Süßem geht's zwar schneller, aber leider auch mit einer Menge Insulin. Das ganzheitliche Ernährungskonzept »Kohlsuppe und mehr« basiert auf ausgewogenen Mahlzeiten mit allen Nährstoffen. Deshalb kriegen Sie von jedem etwas: die feine Suppe und den frischen Salat, das gute Frühstück, den leichten Drink für zwischendurch und das köstliche Dessert. Sie essen Fleisch und Fisch, Nudeln und Reis, Kartoffeln und Gemüse – also alles Gute für ein langes, gesundes und glückliches Leben.

Schlank und fit durch Ballast

Ballaststoffe halten den Darm gesund und die Verdauung in Schwung. Überflüssiges Cholesterin und selbst Schadstoffe in der Nahrung können rasch wieder ausgeschieden werden. Wir können Ballaststoffe nur durch pflanzliche Lebensmittel aufnehmen: Die Pflanze braucht sie als Wasserspeicher, damit ihr auch Trokkenzeiten nicht allzu viel schaden. Sie braucht sie auch als Gerüst und Schutz; so hält die Zellulose in den Zellen den Getreidehalm stabil, die dicke Schale schützt Getreidekorn und Bohnenkern, damit sie als Frucht oder Samen auch ungünstige Bedingungen überstehen, bis die beste Zeit zum Austreiben gekommen ist. Wir können Ballaststoffe nicht verdauen, weil unser Organismus dafür keine Enzyme bereitstellt. Deshalb machen sie uns auch nicht dick, aber sie dienen den nützlichen Bakterien in unserem Dickdarm als Energielieferanten. Diese ernähren sich von Ballaststoffen, gewinnen damit Energie und vermehren sich. So halten sie durch ihre Fülle die schädlichen Mikroorganismen in Schach, die durch den Stoffwechsel, Umweltbelastungen oder falsche Ernährung entstehen.

Wichtig für Wohlgeschmack und Gesundheit: Kaufen Sie frisches Obst nach Saison, denn nur dieses liefert Vitamine, Mineralstoffe und harmonisch ausgewogene Fruchtsäuren. In der kalten Jahreszeit stillen Sie den Obsthunger mit Zitrusfrüchten, TK-Ware und Obst aus Glas oder Dose.

Auf unsere Gesundheit hat die Verdauungsarbeit der Bakterienflora noch mehr günstige Wirkungen. Sie stärkt unser Immunsystem durch bestimmte Fettsäuren, die von der Darmwand aufgenommen werden. Nach neuesten Forschungen spielen diese Fettsäuren eine wichtige Rolle bei der Krebsprävention: Sie verzögern die Vermehrung von Tumorzellen im Dickdarm, verhindern deren »Wanderung« in andere Organe und wirken so gegen Metastasenbildung. Und sie unterstützen den »programmierten Zelltod«, mit dem unser Organismus schädliche Zellen aus dem Verkehr zieht.

Etwas Fett brauchen wir unbedingt, weil es das Brennmaterial für alle Vorgänge ist, die in unserem Organismus ablaufen – von der Verdauung bis zur Denkarbeit, die wir täglich leisten.

Fett – die Mischung macht's

Unser Stoffwechsel funktioniert nur mit Fett, genauer: mit bestimmten Fettsäuren. Genau wie mit Eiweiß baut der Körper damit neue Zellen auf, ersetzt die alten und defekten. Andere Fettsäuren sorgen mit Hilfe bestimmter Vitamine für Wachstum und für die Stabilität der Knochen. Fettsäuren brauchen wir für die Bildung von Hormonen und die Regulierung des Blutstroms. Sie transportieren die fettlöslichen Vitamine A und E, die ihrerseits unsere Organe intakt halten und als wirksamer Schutz fürs Immunsystem gelten. Doch Fett ist auch geballte Energie: Mit neun Kalorien pro Gramm liefert es mehr als doppelt so viele Kalorien wie Kohlenhydrate und Eiweiß. Es muss also um den vernünftigen Umgang mit einem wichtigen Nährstoff gehen – bei unserem Zaubersüppchen ganz selbstverständlich.
Die Fettsäuren in pflanzlichen Lebensmitteln brauchen wir unbedingt – viele davon gehören zu den essenziellen Fettsäuren, die wir nicht selbst bilden können. Wir müssen sie also »essen«. Doch keine Sorge: Getreide und Kartoffeln, Gemüse, Salat und Obst enthalten viel zu wenig Fett, um dick zu machen.
Bei pflanzlichen Ölen dürfen Sie sich ebenfalls bedienen: Oliven- und Rapsöl mit gesunden Fettsäuren brauchen wir täglich, weil sie reichlich Ölsäure enthalten. Diese Substanz senkt den Cholesterinspiegel, entlastet den Fettstoffwechsel, hält Herz und Gefäße gesund. Den GI beeinflusst Fett ebenfalls: Das Essen bleibt länger im Magen, der Blutzuckerspiegel steigt langsamer an.
Auf die Fettsäuren in tierischen Lebensmitteln dagegen können wir verzichten, denn unser Körper produziert sie selbst. Das soll Ihnen den Stich Butter an den Nudeln und den Löffel Schmant am Gemüse nicht verleiden – Sie sollten nur wissen, dass Sie darauf verzichten können, ohne der Gesundheit zu schaden.

Was Kohl alles kann

Das Immunsystem stärken Vitamin C (Ascorbinsäure) brauchen wir täglich, bei körperlichem und seelischem Stress sogar in großen Mengen. Es gehört zu den Bioaktiv-Stoffen und schützt den Körper vor freien Radikalen. Der Leber hilft es beim Entgiften, der Schilddrüse bei der Produktion von Anti-Stress-Hormonen. Auch das Vitamin Folsäure stärkt den Organismus, indem es Wachstumsprozesse fördert, Zellen regeneriert, den Eiweißhaushalt in Schwung hält und das Herz schützt.

Die Leistung steigern durch Thiamin Dieses Vitamin spielt eine wesentliche Rolle bei der Energieproduktion. Wer schwer arbeitet oder viel Sport treibt, braucht mehr davon.

Die Haut pflegen durch Riboflavin Dieses Vitamin der B-Gruppe sorgt für glatte Haut und gesunde Schleimhäute, die nicht jeden Infekt einfangen. Es ist für die Energieversorgung notwendig, indem es Kohlenhydrate und Fett so abbaut, dass die Zellen diese Nährstoffe nutzen können.

Den Stoffwechsel unterstützen durch Pyridoxin Pyridoxin gehört zu den wichtigsten Vitaminen bei der Verwertung von Eiweiß, Fett und Kohlenhydraten. So hilft es zum Beispiel bei der Umwandlung von gespeichertem Glykogen in den »Brennstoff« Traubenzucker (Glukose): Bei Bedarf holt sich der Körper mit Hilfe dieses Vitamins genügend Energie, damit wir auch zwischen den Mahlzeiten leistungsfähig sind.

Den Hormonhaushalt unterstützen Pyridoxin und Niacin gehören zu den »Frauen-Vitaminen«: Sie mildern hormonelle Schwankungen, die als Ursache für prämenstruelle Symptome wie Reizbarkeit, depressive Verstimmung oder Kopfschmerzen gelten. Regelmäßig Müsli morgens und

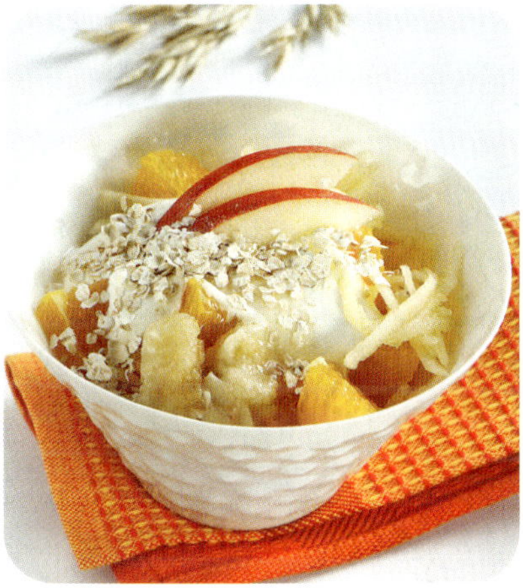

Ein Frühstücks-Müsli unterstützt das Kohlsuppenprogramm.

Kohlsuppe mittags kann da erfolgreich gegensteuern.

Die Knochen stabilisieren durch Kalzium Der Mineralstoff kommt als »Baumaterial« in unserem Organismus vor, das Skelett eines Erwachsenen enthält etwa ein Kilogramm davon. Kalzium hilft dem Körper bei Aufbau und Erhalt von Knochen und Zähnen. Doch damit sind seine Funktionen nicht erschöpft: Es hilft bei der Blutgerinnung, hält – zusammen mit Magnesium – den Herzmuskel intakt. Ohne Kalzium könnten wir uns nicht bewegen, denn es reguliert die Reize zwischen den Nervenzellen. Nehmen wir zu wenig Kalzium auf, holt sich der Körper Nachschub aus dem »Knochen-Kalzium«. Deshalb müssen Kinder und Jugendliche unbedingt kalziumreich essen, und auch bei Erwachsenen muss die Kalziumzufuhr stimmen. Nur dann kommt es im Alter weniger häufig zu Knochenerkrankungen (Osteoporose), Brüchen und

Verkrümmungen der Wirbelsäule. Am besten können wir Kohl-Kalzium verwerten, wenn wir einen Kalziumspender aus tierischen Lebensmitteln dazu essen: zum Beispiel Sahne, Käse oder Schmant.

Die Nerven stärken durch Magnesium Wadenkrämpfe, Muskelzuckungen, Menstruationsschmerzen, Reizbarkeit und Schlafstörungen lassen sich mit magnesiumreichen Lebensmitteln mildern. Zu wenig Magnesium verlangsamt die Energiezufuhr beim Stoffwechsel und es kann zu Verdauungsstörungen kommen.

Der Schilddrüse helfen durch Jod Die Schilddrüse braucht Jod zur Bildung von Hormonen und für die körpereigene Abwehr im Kampf gegen freie Radikale: Die weißen Blutkörperchen holen sich Jod, um ihre wichtige Funktion als »Schadstoffkiller« erfüllen zu können.

Wichtige Zellbausteine liefern Mangan ist Baumaterial für körpereigenes Eiweiß und Hilfsstoff bei der Blutgerinnung.

Die Zellen schützen durch Glukosinolate Diese Verbindungen aus Zucker und Schwefel produzieren wichtige Krebshemmer. Ihre enzymatischen Abbauprodukte, die Indole, wirken antioxidativ und bekämpfen so die gefährlichen freien Radikale. Sie unterstützen den Körper beim Kampf gegen Infektionen und helfen der Leber beim »Entgiften«, d. h. Schadstoffe wieder loszuwerden, die durch Umwelteinflüsse, Alkohol, Nikotin oder falsche Ernährung in die Zellen gelangen.

Infektionen abwehren durch Senföle Diese Bioaktiv-Stoffe wirken gegen Erkrankungen im Bereich von Nieren und Blase. Sie schützen uns vor Infektionen durch Bakterien, Pilze und Viren.

Das ganze Jahr Saison

Kohl gibt es das ganze Jahr über preiswert zu kaufen: Winterweißkohl und Wirsing gehören zum Lagergemüse, das sich ohne Qualitätsverlust über Wochen hält. Frisch geerntet bekommt man zarten Frühweißkohl mit sattgrünen, bläulich schimmernden Blättern, Spitzkohl und frühen Wirsing mit lockeren Blättern von Mitte Mai bis Ende Juni aus heimischem Anbau, dazu aus Norditalien. Herbstweißkohl kommt ab Ende August auf den Markt. Blumenkohl und Brokkoli sind Sommergemüse, die in diesen Monaten reichlich zur Verfügung stehen.

Entscheidend ist die Frische beziehungsweise die richtige Lagerung: Der Kohl muss angenehm duften, die Köpfe müssen glänzen, die Hüllblätter saftig und unbeschädigt sein. Qualitätsmängel sind unangenehmer Kohlgeruch; bei knackig frischen Köpfen kann das auf zu viel Dünger hinweisen. Überlagerung erkennt man an welken Außenblättern, eingetrocknetem Strunk und penetrantem Geruch.

Und was gibt es zu trinken?

Trinken Sie als Durstlöscher viel Mineralwasser, Früchte- und Kräutertee ohne Zucker, ungesüßte Obst- und verdünnte Gemüsesäfte. Denken Sie immer dran: Mindestens zwei Liter Flüssigkeit brauchen wir täglich, damit der Stoffwechsel reibungslos abläuft, die Nieren gesund bleiben und die Verdauung funktioniert. Bei fleischarmer Ernährung mit vielen pflanzlichen Lebensmitteln dürfen es sogar zweieinhalb Liter sein. Einen Teil dieser Menge nehmen Sie mit der Kohlsuppe und mit dem Essen überhaupt auf; reichlich Gemüse, Salat und Obst steuern etwa einen Liter pro Tag bei.

Ein Viertelliter fettarme Milch oder Buttermilch sind ebenfalls empfehlenswert, weil sie Kalzium, Vitamine und Mineralstoffe liefern. Vollmilch dagegen enthält so viele Nährstoffe, dass schon ein halber Liter eine Zwischenmahlzeit ersetzen kann. Auf Cola- und Limonadegetränke müssen Sie verzichten, denn beide enthalten zu viel Zucker.

Kaffee oder Tee ist auch bei »Kohlsuppe und mehr« der richtige Muntermacher. Wenn Sie gleich am Morgen etwas für Ihre Gesundheit tun wollen, wählen Sie zum Frühstück grünen Tee ohne Zucker. Er ist besser verträglich als Schwarztee und hilft auch bei der Verdauung. Bioaktiv-Stoffe wie Flavonoide, Saponine und Gerbstoffe sind heilsam bei Karies, Herz- und Gefäßerkrankungen, sie gelten als Blutzuckersenker und sollen krebsvorbeugend wirken.

Wer in der kalten Jahreszeit zu Infektionen neigt, trinkt Hagebuttentee mit Hibiskus: Vitamin-C-haltige Hagebutten erhöhen die Abwehrkräfte, Hibiskus bekämpft Bakterien. In der afrikanischen Medizin gelten die roten Blüten als krampflösend und blutdrucksenkend, sie sollen überdies Galle und Nieren unterstützen. Im Winter sollten Sie sich auch immer wieder einen Kamillentee gönnen: Studien haben mittlerweile die infektionshemmende Wirkung bestätigt. Außerdem wirkt Kamille genau wie Fenchel und Schwarzkümmel gegen das Grummeln im Bauch, das leider zur Kohlsuppe gehört.

Bewegung ist wichtig

Um dauerhaft schlank, fit und gesund zu bleiben, ist neben der richtigen Ernährung Bewegung notwendig: Sie sollten jeden Tag einmal richtig ins Schwitzen geraten. Denn Bewegung gibt den Muskeln zu arbeiten, kurbelt den Stoffwechsel an, verbrennt Fett. Suchen Sie sich etwas aus, das Sie täglich machen können: Schwimmen, Joggen oder Nordic Walking mit Gleichgesinnten macht vielen Menschen Spaß. Genauso gut ist zügig spazieren gehen – dazu brauchen Sie auch keine Ausrüstung. Selbstverständlich nützen auch morgendliche Gymnastik, feierabendliche Übungen im Fitness-Studio oder Gartenarbeit. Und denken Sie an die vielen Möglichkeiten, sich ganz nebenbei Bewegung zu verschaffen: Treppensteigen statt die Rolltreppe nehmen, mit dem Fahrrad statt mit dem Auto zum Einkaufen fahren.

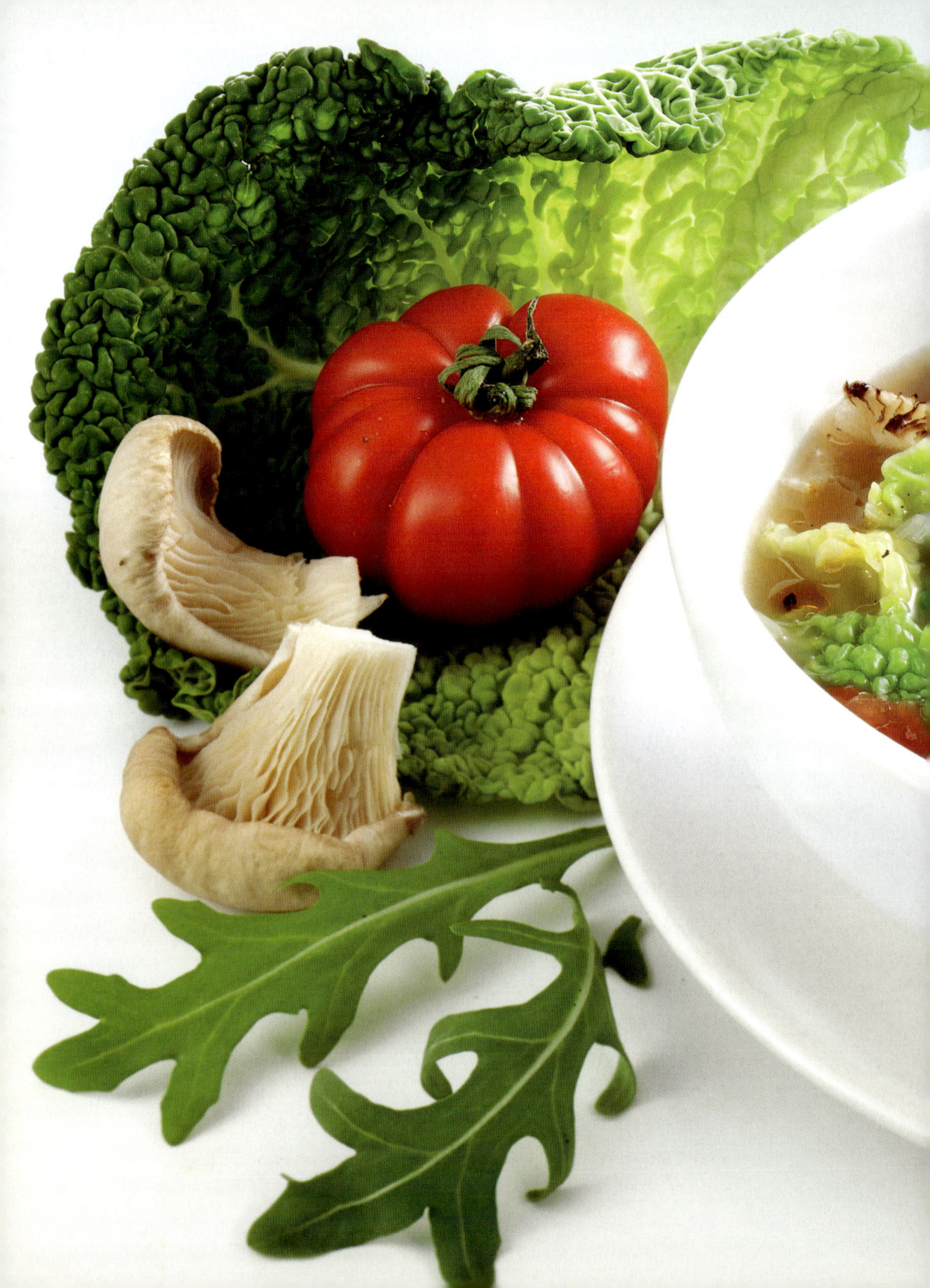

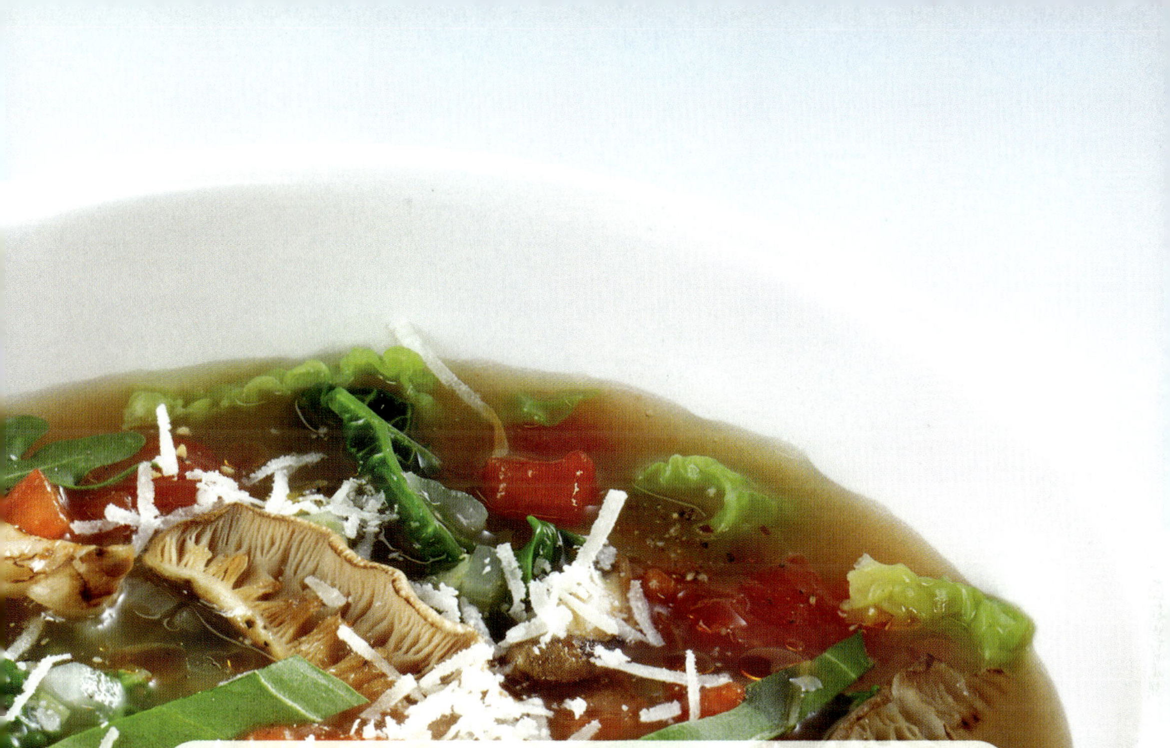

Kohlsuppe und mehr

Los geht's mit Leichtem: Alle Gerichte machen angenehm satt, ohne Sie mit Ballaststoffen zu überladen. Wählen Sie jeden Tag ein Frühstück und einen Drink, ob süß oder herzhaft entscheiden Sie selbst. Als Hauptgericht essen Sie einmal pro Tag Kohlsuppe – die drei verschiedenen Rezepte reichen Ihnen für eine ganze Woche. Dazu finden Sie noch viele köstliche Mahlzeiten, die für Lust am schlanken Leben sorgen. Ihr Motto für diese erste Woche sollte sein: Wenn Sie es langsam angehen lassen, garantiert das den Erfolg.

Sommer-Müsli mit Feigen

Für 2 Portionen
Frühstück
Zubereitungszeit 10 Minuten

4 frische Feigen • 300 g fettarmer Jogurt • 1 EL Honig • 3 EL Orangensaft 1 EL gehackte Cashewnusskerne • 2 EL Vollkornhaferflocken

Die Feigen waschen und nach Wunsch auch schälen. Die Früchte in Achtel schneiden und auf Tellern anrichten. Jogurt mit einem Schneebesen aufschlagen. Mit Honig und Orangensaft mischen und auf den Feigen verteilen. Mit Nüssen und Haferflocken bestreuen.

Unser Tipp

Statt frischer Feigen schmecken Weintrauben oder Zwetschgen im Herbst, Äpfel, Birnen, Sharonfrüchte oder Litschis im Winter und Frühling.

Orangen-Tomaten-Drink

Für 2 Portionen
Frühstück
Zubereitungszeit 5 Minuten

¼ l Tomatensaft • ¼ l Orangensaft • 1 TL gehacktes Basilikum (frisch oder TK) • 1 TL Zucker • 1 TL Olivenöl • Salz • Tabasco

Die Säfte mit Basilikum, Zucker und Öl mit einem Schneebesen aufschlagen. Mit Salz und Tabasco würzen und in gekühlte Gläser füllen.

Käsebrötchen

Für 2 Portionen
Frühstück

Zubereitungszeit 10 Minuten

2 Baguettebrötchen • 1 EL Öl • 6 getrocknete Tomaten • 4 EL Jogurt
2 TL Kapern • 2 EL Reibekäse

1 Die Brötchen halbieren, die weiche Krume herausholen, zerpflücken und im heißen Öl bei schwacher Hitze knusprig braten. Abkühlen lassen.

2 Die getrockneten Tomaten fein zerkleinern. Mit Jogurt, Kapern, Käse und gerösteten Brötchenkrumen mischen und auf den unteren Brötchenhälften verteilen. Die oberen Hälften darauflegen und andrücken.

Obstcocktail

Für 2 Portionen
Frühstück

Zubereitungszeit 10 Minuten

300 g Wasser- oder Honigmelone • 2 reife Pfirsiche • 1 große Möhre
$^{1}/_{8}$ l Mineralwasser • 1 TL Chiliöl • 2 TL gehackte Minze

1 Die Melone schälen und entkernen. Die Pfirsiche entkernen und waschen. Die Möhre waschen oder schälen.

2 Alles in Stücke schneiden und mit dem Mineralwasser pürieren. Mit dem Chiliöl würzen, in gekühlte Gläser füllen und mit der Minze bestreuen.

Grüne Kohlsuppe

Für 2 Hauptmahlzeiten à 2 Portionen

Zubereitungszeit 1. Mahlzeit 20 Minuten
2. Mahlzeit 15 Minuten

Für die 1. Mahlzeit: 600 g Brokkoli • 1 Zwiebel • 1 Knoblauchzehe 1 EL Olivenöl • 1 reife Fleischtomate • 1 EL gehacktes Basilikum (frisch oder TK) • 1 EL Crème fraîche
Für die 2. Mahlzeit: 200 g grüne Bohnen • 2 TL frische Bohnenkrautblättchen • 2 große, dünne Scheiben helles Landbrot • 2 EL Olivenöl
Außerdem: 1 Flasche natriumarmes Tafelwasser ohne Kohlensäure (1,5 l) Gemüsebrühe-Extrakt • Salz • Weißer Pfeffer aus der Mühle Abgeriebene Zitronenschale (unbehandelt)

1 Für die erste Mahlzeit den Brokkoli putzen, in Röschen teilen und waschen. Zwiebel und Knoblauch schälen, fein zerkleinern und im heißen Öl bei schwacher Hitze glasig dünsten. Brokkoli und Tafelwasser zugeben und aufkochen.

2 Die Suppe mit Gemüsebrühe-Extrakt, Salz, Pfeffer und Zitronenschale würzen. Zugedeckt bei schwacher Hitze etwa 7 Minuten garen, bis der Brokkoli gerade eben weich ist.

3 Inzwischen die Tomate waschen oder abziehen und klein würfeln. Mit Basilikum und Crème fraîche mischen. Zwei Portionen Suppe in Teller geben und die Tomatenmischung darauf anrichten. Den Rest der Suppe zugedeckt für die zweite Mahlzeit kühl stellen.

4 Für die zweite Mahlzeit die Bohnen putzen, waschen und in Stücke schneiden. Den Rest der Suppe aufkochen, Bohnen und Bohnenkraut zugeben, erneut aufkochen und die Bohnen in etwa 7 Minuten gerade eben weich kochen.

5 Inzwischen die Brotscheiben toasten und in zwei tiefe Pastateller legen. Die Suppe mit Gemüsebrühe-Extrakt, Salz, Pfeffer und Zitronenschale abschmecken und auf dem Brot verteilen. Auf jede Portion 1 Esslöffel Olivenöl geben und kurz mischen.

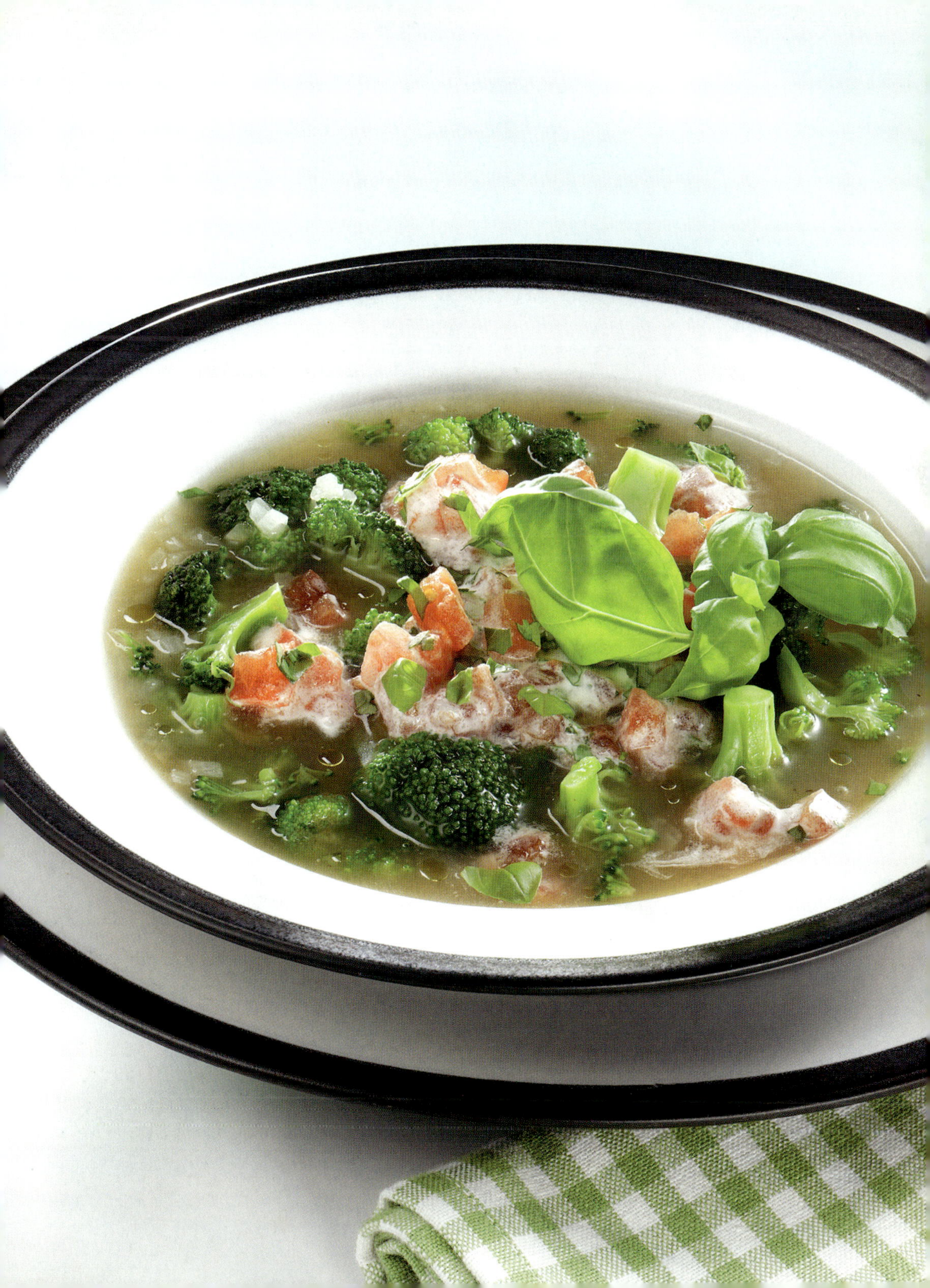

Zucchini-Fisch-Gratin

Für 2 Portionen
Hauptmahlzeit

Zubereitungszeit 15 Minuten
+ 30 Minuten Backzeit

Fett für die Form • 200 g Seelachsfilet • Salz • Weißer Pfeffer aus der Mühle • 3 mittelgroße Tomaten • 2 mittelgroße Zucchini 1 Pck. italienische Kräuter (TK) • 100 g Magerjogurt • 1 EL Schmant 1 TL Speisestärke

1 Den Backofen auf 200 °C (Umluft 180 °C, Gas Stufe 3) vorheizen und eine Gratinform einfetten. Das Fischfilet kalt abspülen, trockentupfen, in 2 Zentimeter breite Streifen schneiden und diese nebeneinander in die Gratinform legen. Mit Salz und Pfeffer bestreuen.

2 Die Tomaten überbrühen, abziehen und fein zerkleinern, die Stielansätze dabei herausschneiden. Die Zucchini waschen, putzen und grob raspeln. Tomaten und Zucchini mit Kräutern, Jogurt, Schmant und Speisestärke verrühren, mit Salz und Pfeffer würzen und auf dem Fisch verteilen.

3 Fischgratin in den heißen Backofen auf der mittleren Schiene etwa 30 Minuten backen, bis die Oberfläche leicht gebräunt ist.

Unser Tipp

Fünf Portionen Gemüse, Obst und Salat brauchen wir am Tag, damit wir fit sind und gesund bleiben. Eine Portion – das entspricht einer Hand voll Obst, Gemüse oder Salat oder einem Glas naturreinem Saft. Mit der zauberhaften Kohlsuppe und den anderen Rezepten dieses Buches kriegen Sie Ihr Vital-Pensum natürlich leicht zusammen. Wenn Sie ein Frühstück mit einem Drink (→ Seite 16/17), dieses Gratin mit Pellkartoffeln und einem kleinen Salat als Beilagen und als zweite Hauptmahlzeit Kohlsuppe gegessen haben, ist die von Experten empfohlene Menge schon komplett. Und wenn Sie zwischendurch noch ein Gläschen Saft trinken, als Snack einen schönen, knackigen Apfel, eine saftige Birne oder anderes reifes Obst der Jahreszeit genießen – um so besser. Beim frischen Obst und Gemüse gilt: Essen Sie davon lieber mehr als zu wenig.

Dinkelschmarren mit Sellerie

Für 2 Portionen
Hauptmahlzeit

Zubereitungszeit 25 Minuten

Für den Schmarren: 50 g Dinkelvollkornmehl • 1 Prise Salz • 1 großes Ei
1/8 l fettarme Milch • Knapp 2 EL Sonnenblumenöl zum Braten
Für das Gemüse: 300 g Staudensellerie mit Grün • 2 Knoblauchzehen
1 EL Olivenöl • 2 EL Gemüsebrühe (instant) • Salz • Weißer Pfeffer
aus der Mühle • 1 EL Kapern • 2 EL saure Sahne • 1 EL gehackter Dill
(frisch oder TK)

1 Mehl in einer Schüssel mit Salz und Ei verrühren. Milch untermischen und den Teig zugedeckt bei Zimmertemperatur ruhen lassen, bis das Selleriegemüse fertig ist.

2 Selleriestangen waschen, abtrocknen und schräg in knapp fingerbreite Stücke schneiden. Selleriegrün fein zerkleinern. Knoblauch schälen und pressen oder zerdrücken.

3 Das Olivenöl in einem Topf erhitzen. Den Sellerie darin bei starker Hitze kurz anbraten. Knoblauch, Brühe, Salz und Pfeffer zugeben. Das Gemüse zugedeckt bei mittlerer bis schwacher Hitze in etwa 4 Minuten gerade eben bissfest kochen.

4 In einer großen beschichteten Pfanne das Sonnenblumenöl zum Braten des Schmarrens erhitzen. Den Teig hineingießen und bei mittlerer Hitze als dicken Eierkuchen backen, bis er an der Oberseite fest ist. Den Eierkuchen wenden und noch 1 Minute backen.

5 Den Eierkuchen für den Schmarren in der Pfanne mit einem Holzspatel in grobe Stücke teilen und bei mittlerer Hitze unter häufigem Wenden goldbraun und leicht knusprig backen.

6 Kapern, saure Sahne, Selleriegrün und Dill unter das Selleriegemüse mischen und erhitzen, aber nicht aufkochen. Mit dem Schmarren auf vorgewärmten Tellern anrichten.

Reisnudelsalat mit Paprika

Für 2 Portionen
Hauptmahlzeit

Zubereitungszeit 20 Minuten

2 Frühlingszwiebeln • 2 Knoblauchzehen • 2 Spitzpaprikaschoten
2 Fleischtomaten • 2 EL Olivenöl • 50 g dünne Reisnudeln
1–2 EL beliebige gehackte Kräuter (frisch oder TK) • 2–3 EL Zitronensaft
Salz • Schwarzer Pfeffer aus der Mühle

1 Frühlingszwiebeln putzen, waschen, trockentupfen und mit dem Grün in etwa fingerbreite Stücke schneiden. Knoblauch schälen und in dünne Scheiben schneiden. Paprikaschoten putzen, waschen und in kleine Stücke schneiden. Tomaten waschen und würfeln.

2 Das Öl in einem Topf erhitzen, Frühlingszwiebeln und Knoblauch darin bei schwacher Hitze goldgelb braten. Paprika zugeben und unter Rühren bei starker Hitze kurz und kräftig anrösten.

3 Die Nudeln mit kochendem Wasser übergießen, nach Packungsaufschrift quellen lassen, abgießen und abtropfen lassen. Mit dem gebratenen, warmen Gemüse in eine Schüssel geben.

4 Tomaten und Kräuter zufügen und alles mit einer Gabel mischen. Den Salat mit Zitronensaft, Salz und Pfeffer kräftig würzen.

Unsere Tipps

- Dünne Reisnudeln aus dem Asien- oder Naturkostladen schmecken am besten in diesem Salat. Wer sie nicht bekommt, verwendet stattdessen al dente gegarte Hörnchen- oder Spiralnudeln.
- Zum Salat als Mittagessen passt ein Tässchen grüner Tee: Sein Koffein regt an, ohne dass Sie »flatterig« werden, wie das oft bei Kaffee geschieht. Die ätherischen Öle darin sind Balsam für die Atemwege, die Gerbstoffe pflegen Magen und Darm. Wichtig bei der Zubereitung von Grüntee: Das Wasser nach dem Kochen etwa 3 Minuten abkühlen lassen und dann erst den Tee aufgießen.

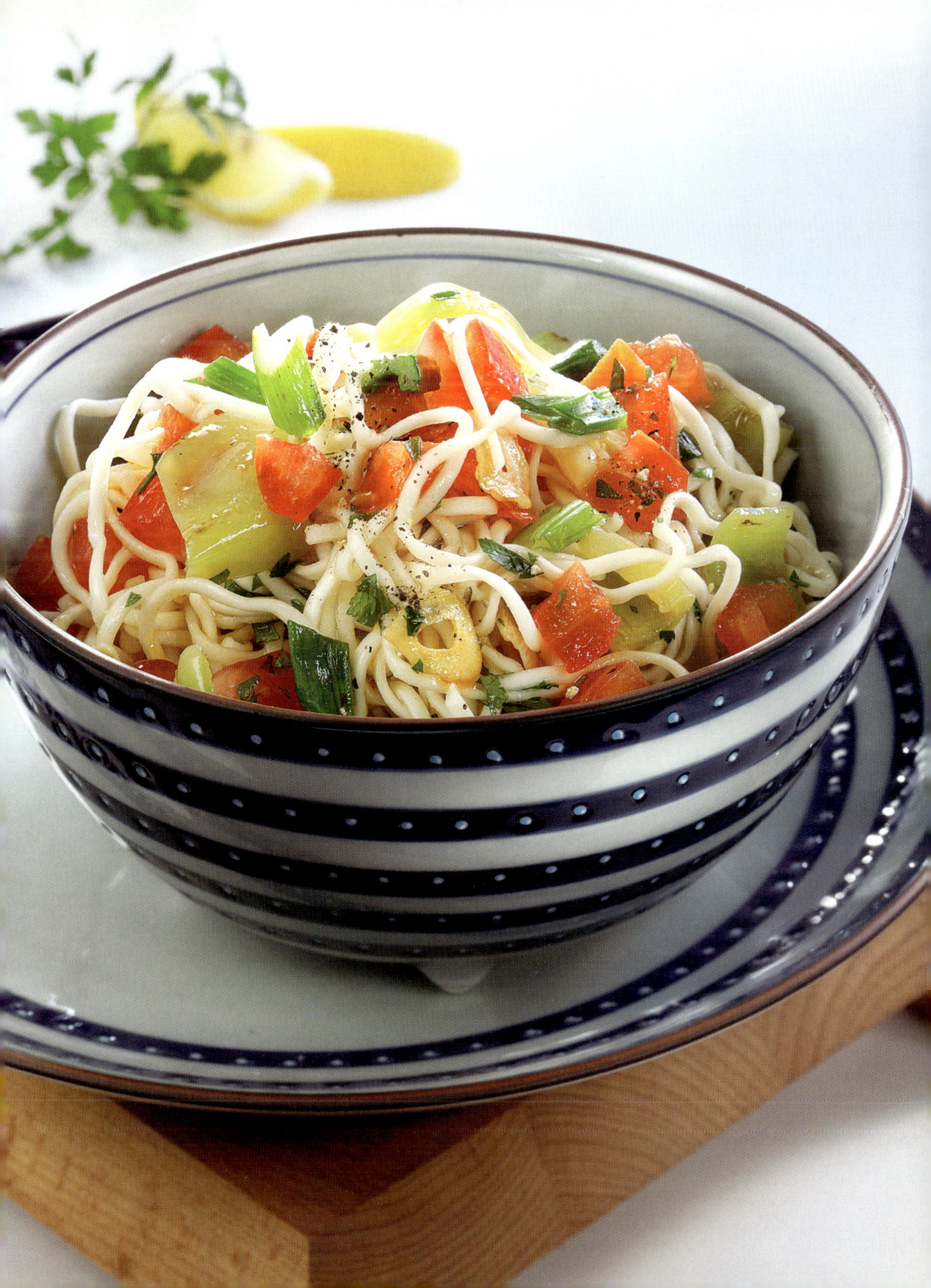

Sommerliche Wirsingsuppe

Für 3 Hauptmahlzeiten
à 2 Portionen

Zubereitungszeit 1. Mahlzeit 30 Minuten
2. Mahlzeit 20 Minuten
3. Mahlzeit 5 Minuten
→ Foto Seite 14/15

Für die 1. Mahlzeit: 1 Kopf Wirsing (etwa 1 kg) • 1 mittelgroße Zwiebel
2 EL Sonnenblumenöl • 4 große Austernpilze • 1 EL gehackte Petersilie
Für die 2. Mahlzeit: 4 kleine neue Kartoffeln • 3 Zweige frischer Salbei
2 EL Olivenöl • 2 Knoblauchzehen
Für die 3. Mahlzeit: 2 EL Tomatenstücke (Dose) • 1/2 Bund Rucola
2 EL gehobelter Parmesan
Außerdem: 2 Flaschen natriumarmes Tafelwasser ohne Kohlensäure (1,5 l)
Gemüsebrühe-Extrakt • Salz • Weißer Pfeffer aus der Mühle
Abgeriebene Zitronenschale (unbehandelt)

1 Für die erste Mahlzeit die Wirsingblätter mit einem spitzen Messer vom Strunk lösen, die dicken Rippen herausschneiden und die Blätter in Streifen schneiden. Das gelbe Wirsingherz nur vom Strunk befreien und grob zerkleinern. Die Zwiebel schälen und fein würfeln.

2 In einem großen Topf 1 Esslöffel Öl erhitzen und die Zwiebeln darin bei schwacher Hitze glasig dünsten. Den Wirsing zugeben, beide Flaschen Tafelwasser zugießen und aufkochen. Mit Gemüsebrühe-Extrakt, Salz, Pfeffer und Zitronenschale würzen und zugedeckt bei schwacher Hitze etwa 15 Minuten garen, bis der Wirsing weich ist.

3 Inzwischen die Pilze in Streifen schneiden und im restlichen Öl bei starker Hitze kräftig rösten. Zwei Portionen Suppe auf Teller verteilen, mit den Pilzen belegen und mit der Petersilie bestreuen. Den Rest der Suppe zugedeckt in den Kühlschrank stellen.

4 Für die zweite Mahlzeit die Kartoffeln waschen und dabei gründlich bürsten. In kleine Stücke schneiden. Den Salbei waschen, die Blättchen abzupfen und trockentupfen. Das Öl in einer beschichteten Pfanne erhitzen, Kartoffeln und Salbei darin bei starker Hitze unter Rühren anbraten. Den Knoblauch schälen und durch die Presse dazudrücken. Salzen und pfeffern und zugedeckt bei schwacher bis mittlerer Hitze in etwa 10 Minuten weich garen.

5 Inzwischen den Rest der Suppe erhitzen. Zwei Portionen davon in tiefe Pastateller geben und die Kartoffeln mit Salbei und Knoblauch darauf verteilen. Den Rest der Suppe zugedeckt kalt stellen.

6 Für die dritte Mahlzeit die Suppe mit den Tomaten erhitzen. Mit Gemüsebrühe-Extrakt, Salz und Pfeffer abschmecken. Rucola waschen, trockentupfen und in Streifen schneiden, dabei harte Stiele entfernen. Die Suppe auf Teller verteilen, mit Rucola und Parmesan bestreuen.

Unsere Tipps

- Die Suppe wird gleich mit dem gesamten Tafelwasser gekocht, damit der Wirsing rasch gart und seine Inhaltsstoffe behält. Die ersten Suppenportionen sollten Sie dann dicker abschöpfen, damit Sie auch satt werden. Wenn die Konsistenz bei den letzten Portionen nicht stimmt, fügen Sie wahlweise noch etwas Tafelwasser oder ein paar Blätter blanchierten, zerkleinerten Wirsing zu.
- Kohlsuppen-Anfänger haben manchmal Probleme mit Grummeln im Bauch. Da hilft Schwarzkümmel, der noch entspannender auf den Darm wirkt als Kümmel und Fenchel: Er nimmt Blähungen und regt die Gallenflüssigkeit an. Für Tee übergießen Sie 1 Teelöffel zerstoßene Samen mit 1/4 Liter kochendem Wasser. 10 Minuten zugedeckt ziehen lassen, mit etwas Honig oder Zucker würzen und in kleinen Schlückchen trinken. Bleiben Sie bei einer Tasse Tee pro Tag; mehr könnte gerade den entgegengesetzten Effekt erzielen, nämlich Magen und Darm reizen.
- Salbei schmeckt nur als frisches Kraut, nicht getrocknet. Und am besten entwickelt sich sein Aroma beim Braten und Schmoren. Deshalb sollten Sie die Blättchen immer zuerst in etwas Öl leicht anbraten, auch wenn Sie kalte Gerichte damit würzen (→ auch Tomaten-Brot-Salat Seite 102).
- Auf die Menge von Eiweiß und Fett brauchen Sie nicht zu achten – Sie bekommen bei »Kohlsuppe und mehr« immer genug davon. Auf eigene Faust »zufüttern« sollten Sie aber nicht, denn zu viel davon verträgt unser Körper gar nicht: Reichlich Eiweiß kann die Nieren belasten, zu viel Fett macht fett.

Gefüllte Kartoffeln

Für 2 Portionen
Hauptmahlzeit

Zubereitungszeit 40 Minuten
+ 15 Minuten Backzeit

2 große Kartoffeln • 1 Zwiebel • 1 Knoblauchzehe • 2 getrocknete Tomaten
2 EL Öl • 2 EL Erbsen und Möhren (TK) • 2 EL Ananasstücke (Dose)
1 EL gehackte Petersilie (frisch oder TK) • 50 g mittelalter Gouda • 1 Ei
2 EL Schmant • Salz • Pfeffer aus der Mühle

1 Die Kartoffeln waschen und mit der Schale in Wasser 30 Minuten garen. Inzwischen für die Füllung Zwiebel und Knoblauch schälen und klein würfeln. Die Tomaten ebenfalls fein zerkleinern.

2 Das Öl in einer Pfanne erhitzen, Zwiebeln und Knoblauch bei schwacher Hitze darin glasig dünsten. Tomaten, Erbsen und Möhren zugeben und kräftig anrösten. Ananas untermischen und unter Rühren erhitzen. Alles in eine Schüssel geben, mit der Petersilie mischen und abkühlen lassen.

3 Den Backofen auf 200 °C (Umluft 180 °C, Gas Stufe 3) vorheizen. Den Käse in kleine Würfel schneiden. Mit Ei und Schmant zur Ananasmischung geben und alles verrühren. Füllung mit Salz und Pfeffer würzen.

4 Die Kartoffeln abgießen, etwas abkühlen lassen und längs halbieren. Mit den Schnittflächen nach oben auf ein Backblech legen. Jeweils etwas aushöhlen, das Kartoffelfleisch grob zerdrücken und zur Füllung geben. Die Füllung in den Kartoffelhälften verteilen. Kartoffeln auf der mittleren Schiene etwa 15 Minuten backen, bis sie leicht gebräunt sind.

Unser Tipp

Dazu passt ein bunter Sommersalat: 2 bis 3 Hand voll beliebige Salatblätter, 1 Stück geraspelter Kohlrabi (etwa 100 Gramm), 5 halbierte und entsteinte Kirschen, 1 Esslöffel Schnittlauchröllchen sowie je 1 Teelöffel Balsamessig und natives Olivenöl extra vermischen. Wer diese fruchtige Mischung nicht mag, nimmt statt der Kirschen Radieschen und mischt zum Schluss noch etwas gehackte Petersilie unter.

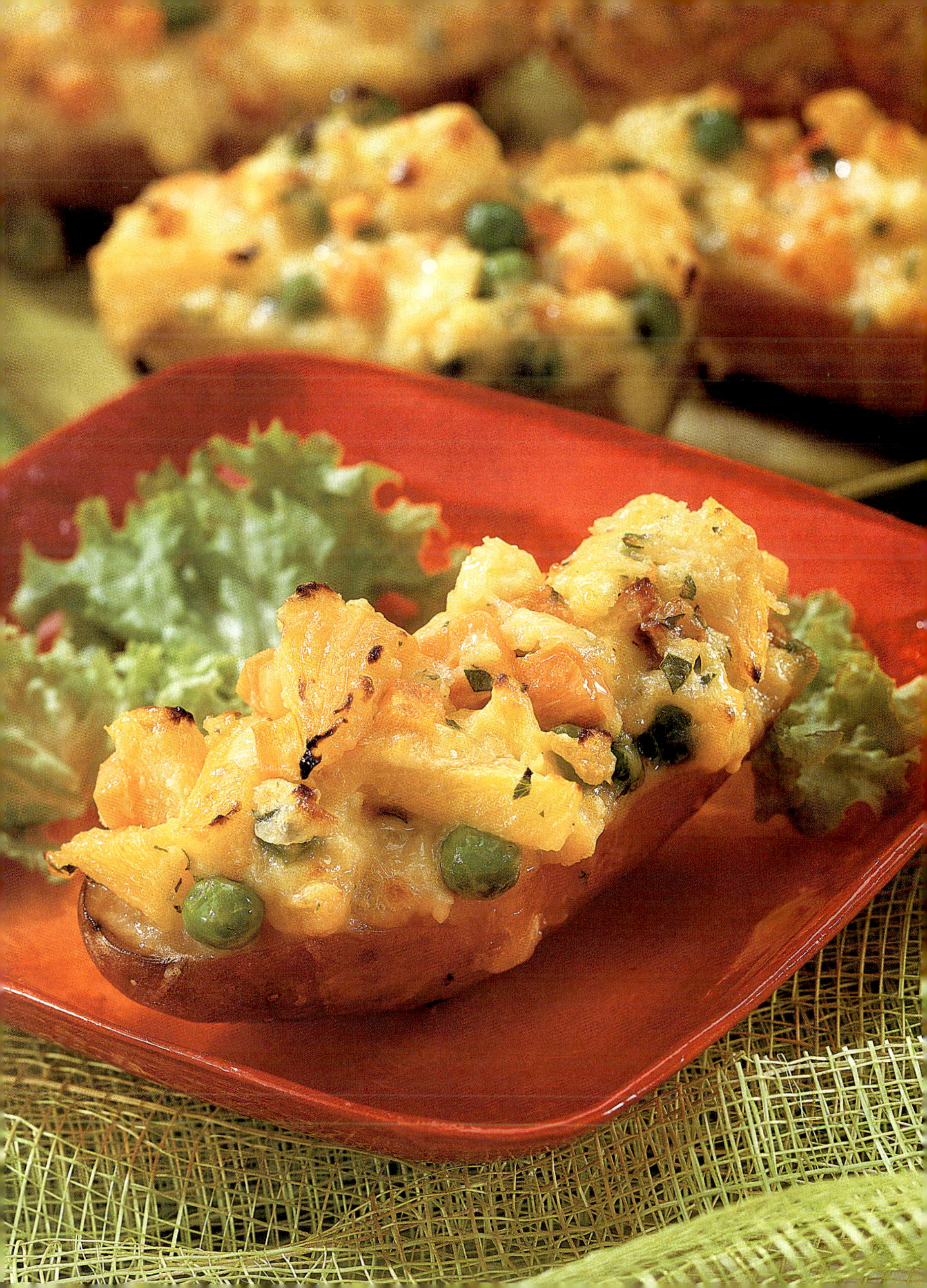

Kichererbsensalat mit Gemüse

Für 2 Portionen
Hauptmahlzeit

Zubereitungszeit 15 Minuten
+ 15 Minuten Kühlzeit

1 kleine Dose Kichererbsen (etwa 400 g) • 3 Tomaten • 2 Möhren
1 kleine Fenchelknolle • 4 EL heiße Gemüsebrühe (instant)
1 Pck. italienische Kräuter (TK) • 2 EL Zitronensaft • Salz
Pfeffer aus der Mühle • 2 EL natives Olivenöl extra

1 Die Kichererbsen in ein Sieb geben, unter fließendem Wasser kalt abspülen und gut abtropfen lassen.

2 Die Tomaten waschen, abtrocknen und würfeln. Die Möhren schälen und grob raspeln. Den Fenchel halbieren, den Strunk herausschneiden. Die Hälften zweimal der Länge nach durchschneiden und quer zu den Fasern in Scheibchen schneiden.

3 Die Kichererbsen mit Brühe und Kräutern verrühren. Dann sämtliche anderen Zutaten zugeben und den Salat gut mischen. Zugedeckt 15 Minuten ziehen lassen.

Unsere Tipps

- Zum Salat gibt's pro Portion 1 große Scheibe krustiges Brot, das Sie mit Cremequark (0,2 %) bestreichen und mit Salz, Pfeffer und beliebigen frischen oder tiefgefrorenen Kräutern bestreuen.
- Tomaten finden Sie oft in Ihrem neuen Kohlsuppenbuch, denn die roten Gemüsefrüchte sind urgesund – ob frisch, getrocknet oder konserviert. Sie enthalten eine Menge zellschützende Karotinoide, die unser Immunsystem verteidigen, sobald »Feinde« in unseren Organismus einzudringen versuchen. Damit werden tiefere Gewebeschichten besser vor Schadstoffen geschützt. Besonders wirksam sind diese Karotinoide in gegarten Tomaten, während Sie Vitamin C gegen Infektionen nur aus den rohen Früchten aufnehmen. Greifen Sie also ruhig auch zu Dosenware und Püree aus dem Karton – diese Tomaten reifen in der prallen südlichen Sonne und werden gleich nach der Ernte konserviert.

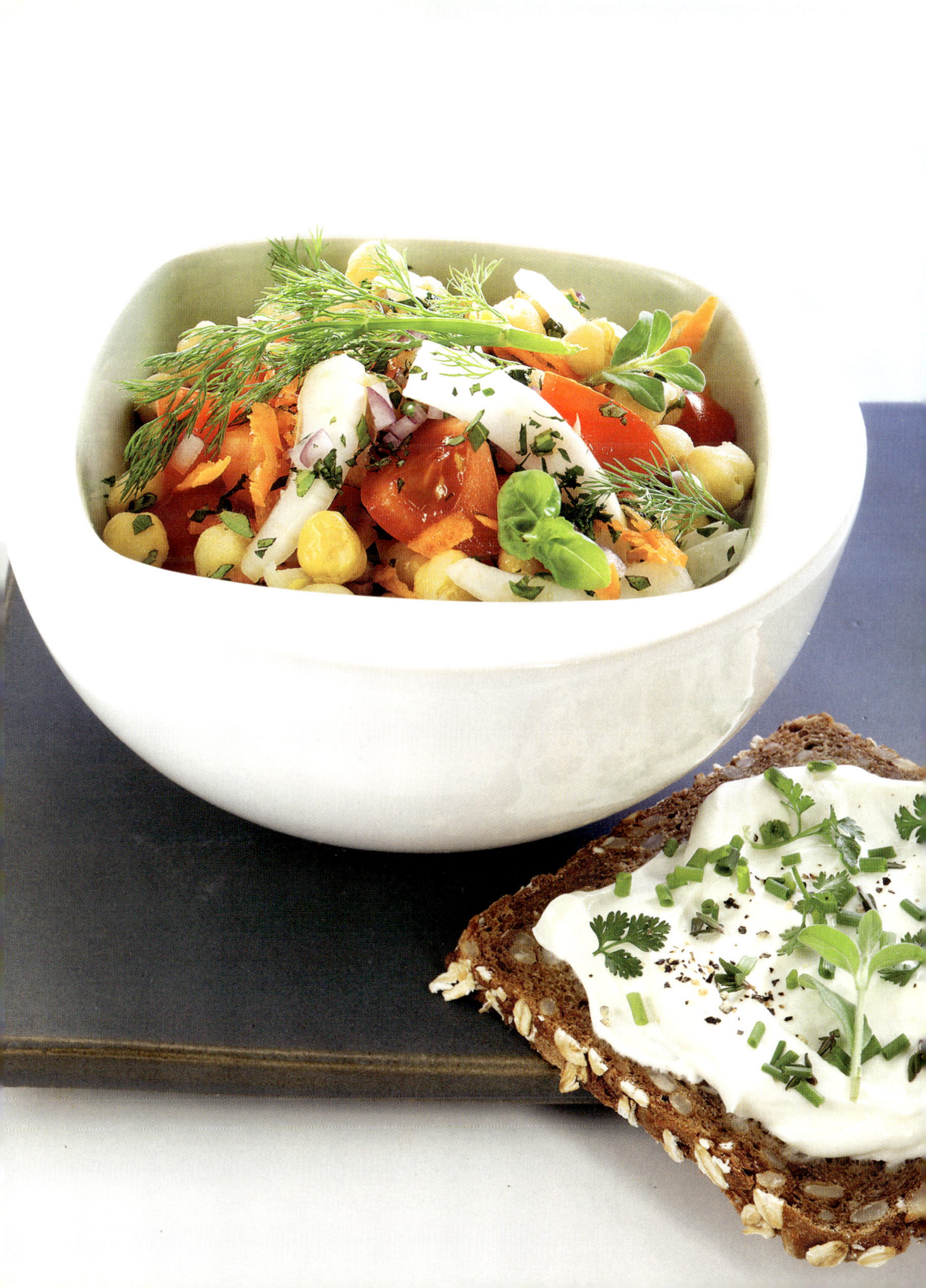

Reistopf mit Spargel

Für 2 Portionen
Hauptmahlzeit

Zubereitungszeit 30 Minuten

200 g Basmatireis • 1 kleine Zwiebel • 250 g grüner Spargel
150 g Zuckerschoten • 1 EL Olivenöl • 1 TL Butter
100 ml Gemüsebrühe (instant) • 1 EL Schmant • 1 EL gehackter
Dill (frisch oder TK) • Salz • Weißer Pfeffer aus der Mühle

1 Den Reis in 1/2 Liter Wasser einweichen, bis das Gemüse vorbereitet ist. Dabei hin und wieder mit einer Gabel durchrühren.

2 Die Zwiebel schälen und würfeln. Spargel schälen, waschen und in etwa 1 Zentimeter lange Stücke schneiden. Dabei die holzigen Enden entfernen. Die Spargelköpfe beiseite legen. Die Zuckerschoten waschen und putzen.

3 Den Reis im Einweichwasser aufkochen und zugedeckt bei schwächster Hitze in 10 bis 15 Minuten gerade eben weich garen.

4 Inzwischen Öl und Butter in einer großen Pfanne erhitzen. Zwiebeln und Spargelstücke (ohne die Köpfe) darin bei mittlerer Hitze kräftig anbraten, bis der Spargel leicht gebräunt ist. Brühe zugeben und den Spargel zugedeckt bei mittlerer bis schwacher Hitze 5 Minuten garen.

5 Spargelköpfe und Zuckerschoten zugeben und alles bei mittlerer Hitze in etwa 5 Minuten bissfest garen. Schmant und Dill unterrühren, Reis zugeben, alles mit Salz und Pfeffer würzen und sofort servieren.

Unsere Tipps

- In der spargellosen Zeit nehmen Sie Zucchinistifte, die genauso schnell gar sind und ebenso gut zu Reis und Zuckerschoten passen.
- Servieren Sie zum Reistopf pro Person 2 gebratene Riesengarnelen. Wer es lieber vegetarisch mag, isst bunten Salat dazu.
- Als Variante bestreuen Sie den Reistopf kurz vor dem Servieren mit frisch geriebenem Parmesan.

Putenbrust mit Cranberry-Salsa

Für 2 Portionen
Hauptmahlzeit

Zubereitungszeit 15 Minuten

1 Pck. getrocknete Cranberries (125 g) • 1/8 l Orangensaft
1 TL brauner Zucker • Etwas abgeriebene Zitronenschale (unbehandelt)
1 TL Gewürzmischung »Penne all'arrabbiata« (→ Tipp Seite 118)
200 g Putenbrustfilet • 4 dünne Frühlingszwiebeln • 2 EL Olivenöl
Salz • Pfeffer aus der Mühle

1 Cranberries mit Orangensaft, Zucker, Zitronenschale und Gewürzmischung in einen Topf geben und unter Rühren einmal aufkochen. Vom Herd nehmen und abkühlen lassen.

2 Das Fleisch trockentupfen und quer zu den Fasern in fingerbreite Streifen schneiden. Die Frühlingszwiebeln putzen, waschen und mit dem Grün in feine Röllchen schneiden.

3 Das Öl in einer großen Pfanne erhitzen. Fleisch und Zwiebelröllchen darin bei stärkster Hitze unter ständigem Rühren etwa 2 Minuten braten, bis es leicht gebräunt und durchgegart ist. Salzen und pfeffern, auf vorgewärmte Teller verteilen und die Salsa dazu anrichten.

Unsere Tipps

- Dazu schmeckt Baguette am besten; Vollkorn muss nicht sein, denn Cranberries und Frühlingszwiebeln enthalten schon reichlich gesunde Ballaststoffe. Als Dessert gibt es pro Person noch 1 Stück Obst nach Jahreszeit.
- Wer Probleme mit zu viel Eiweiß hat, vor allem, wenn es geballt in Fleisch und Fisch vorkommt, merkt das an unangenehmem Völlegefühl, Sodbrennen und Rumoren im Bauch. Da hilft eine schöne Scheibe frische Ananas oder eine halbe Papaya zum Abschluss. Essen Sie die Früchte auch noch am Tag danach – bis die Beschwerden abgeklungen sind. Wichtig: Ananas aus der Dose helfen nicht, weil das entsprechende Enzym beim Erhitzen unwirksam wird.

Kohlrabisuppe mit Pilzen

Für 2 Hauptmahlzeiten à 2 Portionen

Zubereitungszeit 1. Mahlzeit 20 Minuten 2. Mahlzeit 15 Minuten (ohne Einweichen)

Für die 1. Mahlzeit: 4 mittelgroße Kohlrabi (etwa 600 g) • 1 mittelgroße Zwiebel • 1 Knoblauchzehe • 2 EL Sonnenblumenöl • 2 EL Pesto (Glas)
Für die 2. Mahlzeit: 1 Hand voll getrocknete Steinpilze oder Mischpilze 2 vorwiegend festkochende Kartoffeln • 3 EL Sahne
Außerdem: 1 Flasche natriumarmes Tafelwasser ohne Kohlensäure (1,5 l) Gemüsebrühe-Extrakt • Salz • Weißer Pfeffer aus der Mühle Muskat • Abgeriebene Zitronenschale (unbehandelt) 4 EL gehackte Petersilie (frisch oder TK)

1 Für die erste Mahlzeit die Kohlrabi schälen, waschen, vierteln und in dünne Scheiben schneiden. Zwiebel und Knoblauch schälen, fein zerkleinern und im heißen Öl bei schwacher Hitze glasig dünsten.

2 Kohlrabi zugeben, das Tafelwasser zugießen und aufkochen. Mit Gemüsebrühe-Extrakt, Salz, Pfeffer, Muskat und Zitronenschale würzen und zugedeckt bei schwacher Hitze in etwa 10 Minuten weich garen.

3 Pesto untermischen, zwei Portionen Suppe auf Teller verteilen und mit Petersilie bestreuen. Den Rest der Suppe zugedeckt für die zweite Mahlzeit in den Kühlschrank stellen.

4 Für die zweite Mahlzeit die Pilze in heißem Wasser etwa 30 Minuten einweichen, abgießen und kalt abspülen. Die Kartoffeln schälen, waschen und klein würfeln. Mit den Pilzen in die Suppe geben, aufkochen und in etwa 10 Minuten weich garen. Die Kohlrabisuppe mit Gemüsebrühe-Extrakt, Salz und Pfeffer abschmecken, mit der Sahne mischen und mit der Petersilie bestreut servieren.

Unser Tipp

Statt Trockenpilzen können Sie auch 200 Gramm frische Champignons nehmen und sie in 1 Esslöffel Öl anbraten, bevor Sie sie in die Suppe geben.

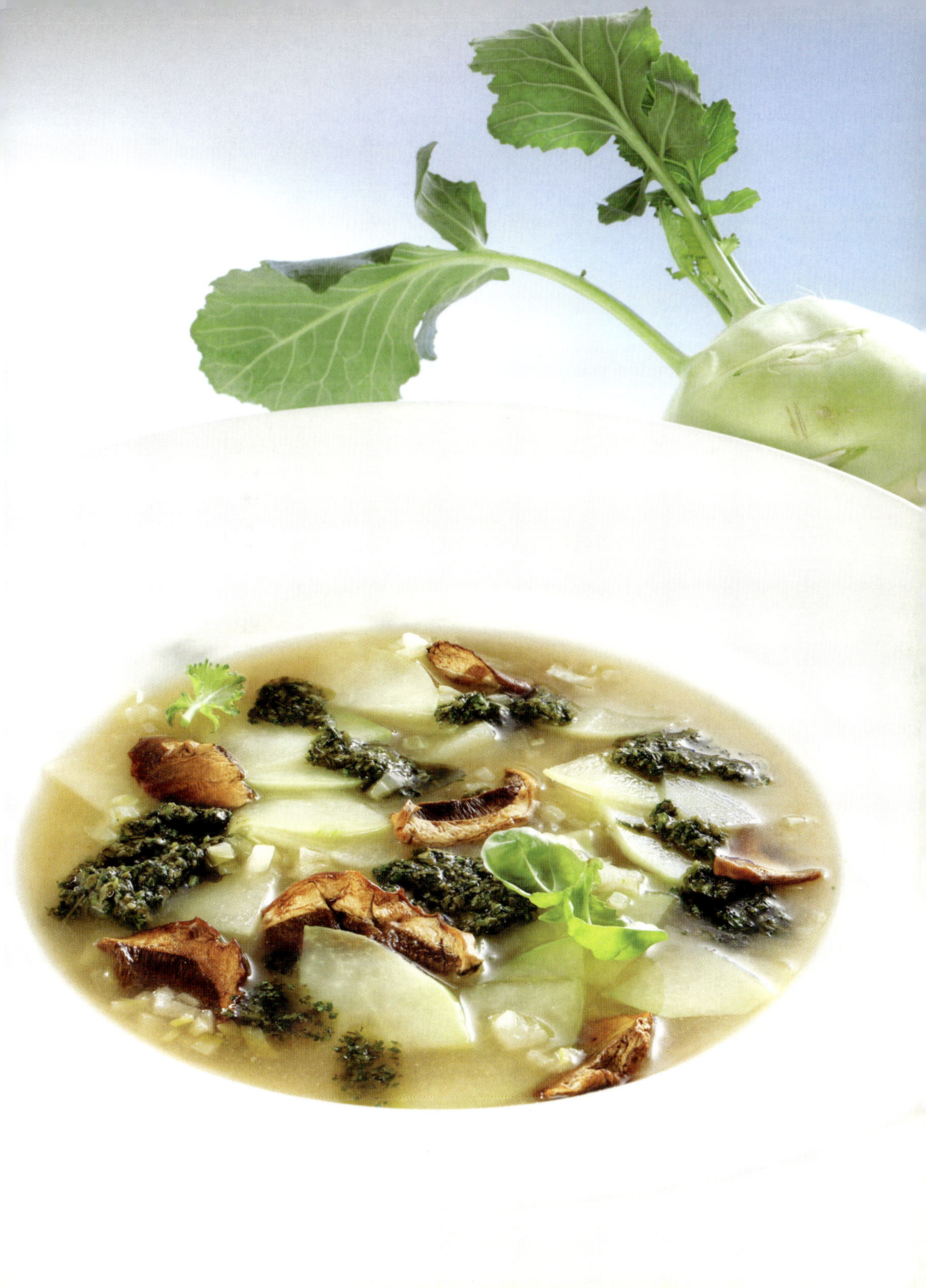

Spaghettini mit Mangoldgemüse

Für 2 Portionen
Hauptmahlzeit

Zubereitungszeit 25 Minuten

500 g Mangold • 1 kleine Zwiebel • 1 Knoblauchzehe
2 mittelgroße Tomaten • 1 EL Olivenöl • 250 g Spaghettini oder Cappellini
Salz • 2 EL Crème fraîche • 1 Prise Zucker • Cayennepfeffer
Weißer Pfeffer aus der Mühle • 1–2 TL Zitronensaft
1 dünne Frühlingszwiebel • 2 TL Butter

1 Mangold in die einzelnen Blätter teilen, waschen und quer in fingerbreite Streifen schneiden. Zwiebel und Knoblauch schälen und fein zerkleinern. Tomaten überbrühen, abziehen und würfeln, dabei die Stielansätze entfernen.

2 Das Öl in einer großen Pfanne erhitzen. Zwiebeln und Knoblauch darin bei schwacher Hitze weich und leicht braun anbraten. Mangold und Tomaten zugeben und bei starker Hitze unter Rühren etwa 5 Minuten schmoren.

3 Inzwischen die Nudeln in reichlich Salzwasser nach Packungsaufschrift garen, dabei die Kochzeit um 1 Minute verringern. Nach und nach 1 bis 1 1/2 Schöpfkellen Nudelwasser sowie die Crème fraîche zum Mangold geben und jeweils sämig einkochen. Gemüse mit Salz, Zucker, Cayennepfeffer, grobem Pfeffer und Zitronensaft würzen.

4 Die Frühlingszwiebel putzen, waschen und mit dem Grün in feine Röllchen schneiden. Die Nudeln abgießen, kurz abtropfen lassen und auf vorgewärmte Pastateller geben. Das Gemüse darauf anrichten, alles mit den Frühlingszwiebelröllchen bestreuen und die Butter darauf legen. Sofort servieren und erst bei Tisch mischen.

Unsere Tipps

- Nudeln machen glücklich, heißt es in China – weil sie aus der Nahrungsgrundlage Getreide und dem Lebenselixier Wasser bestehen.
- Mit den feinen Spaghettini oder Cappellini schmeckt das Gericht am besten. Ersatzweise können Sie auch normale Spaghetti verwenden.

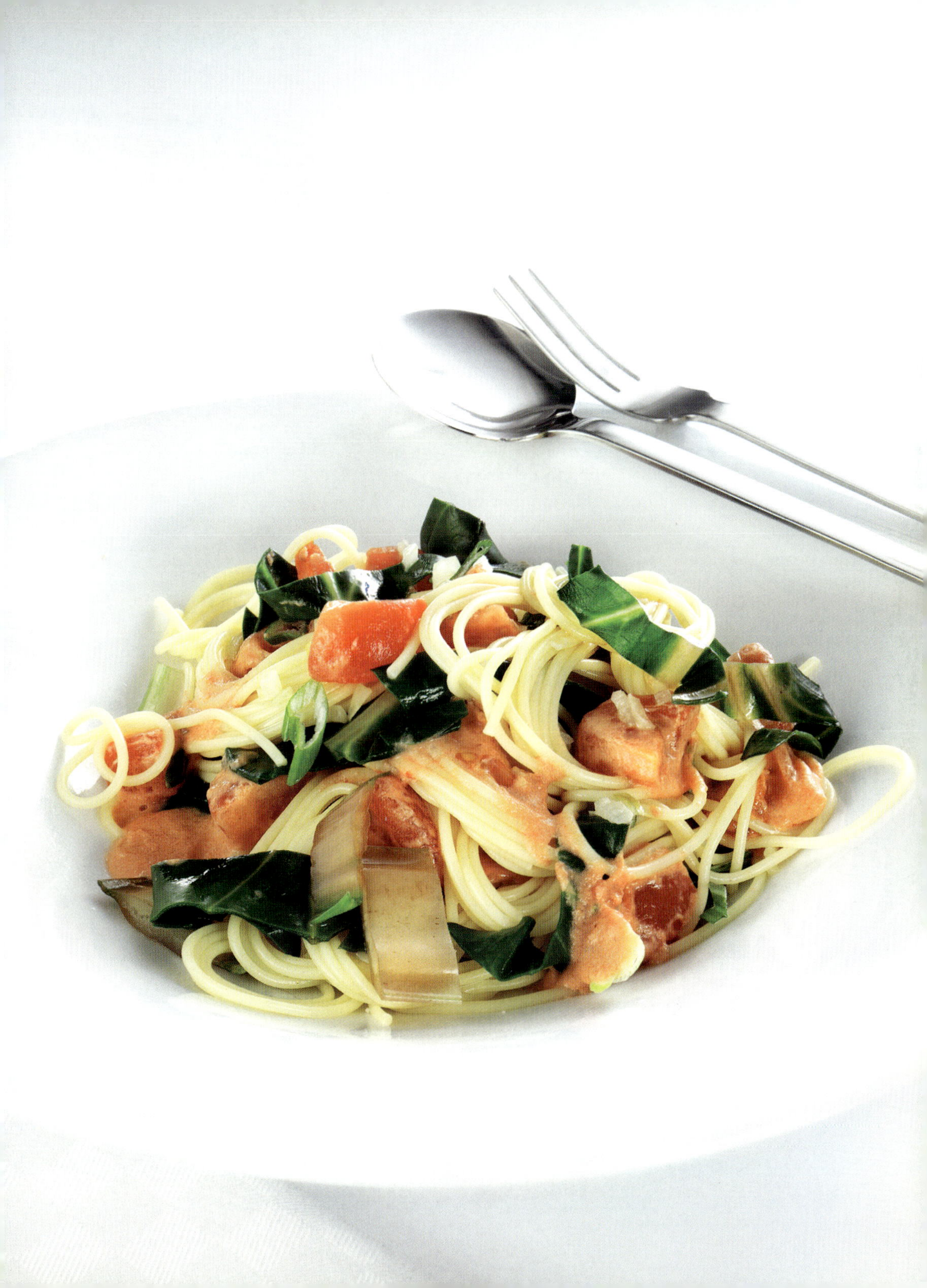

Haferflockenwaffeln mit Hagebuttensauce

Für 2 Portionen
Süße Hauptmahlzeit

Zubereitungszeit 20 Minuten

Für die Waffeln: 60 g zarte Haferflocken • 1/8 l fettarme Milch
Abgeriebene Zitronenschale (unbehandelt) • 1 Prise Salz
1 EL flüssige Butter • 1 Ei
Für die Sauce: 2 EL Hagebuttenmark • 1/8 l Orangensaft
1 EL Ahornsirup oder Honig
Außerdem: Öl zum Backen

1 Die Haferflocken mit der Milch verrühren. Etwas Zitronenschale, Salz, Butter und Ei untermischen. Den Teig zugedeckt 5 Minuten ruhen lassen.

2 Das Hagebuttenmark mit Orangensaft und Ahornsirup glatt rühren und in ein Kännchen füllen.

3 Die Backflächen des Waffeleisens fetten. Jeweils etwa 1 1/2 Esslöffel Teig hineingeben, das Eisen schließen und jede Waffel 3 bis 4 Minuten backen. Heiß zur Hagebuttensauce servieren.

Unsere Tipps

- Ernährungswissenschaftler rechnen Hafer zu den gesündesten Getreidearten: Er kräftigt Muskeln, Sehnen und Nerven, stärkt das Herz und hält das Cholesterin im Lot. Und er tut dem Magen wohl: Wenn der Verdauungstrakt in Unordnung geraten ist, hilft dünner Haferbrei.
- Statt der Hagebuttensauce schmeckt zu den Waffeln auch ein Kompott aus Trockenobst: 1/2 Liter Apfelsaft mit 2 Esslöffeln Zitronensaft, 1 Esslöffel Zucker und 1 guten Prise Zimt aufkochen. Bei starker Hitze einkochen, bis die Flüssigkeit dick wie Sirup ist. 250 Gramm getrocknete Aprikosen und 125 Gramm getrocknete Cranberries zugeben und erneut aufkochen. Mit abgeriebener Zitronenschale (unbehandelt) würzen und abkühlen lassen.
- Die Kompottmenge reicht für 2 bis 3 Hauptmahlzeiten à 2 Portionen. Das eingelegte Obst passt auch zu einfachem Flockenmüsli ohne Zuckerzusatz. Es hält sich zugedeckt im Kühlschrank 4 Tage frisch.

Salat mit Schafskäse

Für 2 Portionen
Hauptmahlzeit
Zubereitungszeit 10 Minuten

8 große Blätter Romanasalat • 4 schwarze Oliven ohne Stein
2 EL Honigessig • 1 TL körniger Senf • 2 EL Gemüsesaft (Flasche) • Salz
Schwarzer Pfeffer aus der Mühle • 1 EL Schnittlauchröllchen
100 g weicher Schafskäse

1 Den Salat waschen, trockenschwenken und in feine Streifen schneiden. Die Oliven grob hacken.

2 Den Essig mit Senf, Gemüsesaft, Salz und Pfeffer verrühren. Salat, Oliven und Schnittlauch damit mischen und auf Tellern anrichten. Den Schafskäse zerbröckeln und darüber verteilen.

Pfirsich-Kiwi-Drink

Für 2 Portionen
Frühstück oder Snack
Zubereitungszeit 5 Minuten

1 reifer Pfirsich • 1 reife Kiwi • 300 g Buttermilch
2 TL Honig oder Ahornsirup

Den Pfirsich waschen, vierteln und entsteinen. Die Kiwi schälen und in Stücke schneiden. Beide Früchte mit der Buttermilch und dem Honig pürieren und sofort servieren.

Austernpilze mit Parmaschinken

Für 2 Portionen
Hauptmahlzeit

Zubereitungszeit 15 Minuten

8 große Austernpilze • 4 große Salbeiblätter • 4 hauchdünne Scheiben Parmaschinken • 3 EL Olivenöl • 2 große Tomaten • Salz Pfeffer aus der Mühle • 2 TL Balsamessig

1 Die zähen Stiele der Austernpilze abschneiden. Die Salbeiblätter waschen und trockentupfen. Die Schinkenscheiben halbieren. Bei jedem Pilz auf die Lamellenseite 1 Salbeiblatt und 1/2 Scheibe Parmaschinken legen und jeweils mit einem Holzstäbchen feststecken.

2 Das Öl in einer großen, beschichteten Pfanne erhitzen. Die Pilze zuerst mit der Hutseite, dann mit der Schinken-Seite nach unten nebeneinander ins Öl legen und bei mittlerer Hitze insgesamt etwa 8 Minuten rösten, bis sie weich und schön gebräunt sind.

3 Inzwischen die Tomaten waschen, abtrocknen, in Scheiben schneiden und auf großen Tellern verteilen. Die heißen Pilze darauf anrichten, alles mit Salz, Pfeffer und Balsamessig würzen und sofort servieren.

Unsere Tipps

- Dazu passt pro Person 1 Scheibe getoastetes helles Landbrot.
- Ein bisschen Schinken und Wurst schaden nicht bei »Kohlsuppe und mehr«, auch wenn Sie ein paar Pfund abnehmen wollen. Damit Sie nicht zu viel erwischen, hilft ein Trick: Lassen Sie sich's wirklich hauchdünn aufschneiden. Parmaschinken und italienische Salami (→ Rezept Seite 67) schmecken so ohnehin am besten.
- Tomaten brauchen Sie reichlich in den nächsten Wochen – also immer für Vorrat sorgen. Kühlschrankkälte vertragen sie nicht: Unreife Früchte reifen auf der sonnigen Fensterbank nach, reife legen Sie nebeneinander auf einen Teller und essen sie zuerst.
- Mit abgezogenen, klein gewürfelten Tomaten können Sie auch Dressings mischen und dabei Öl sparen, weil sie den Salat schön saftig machen.

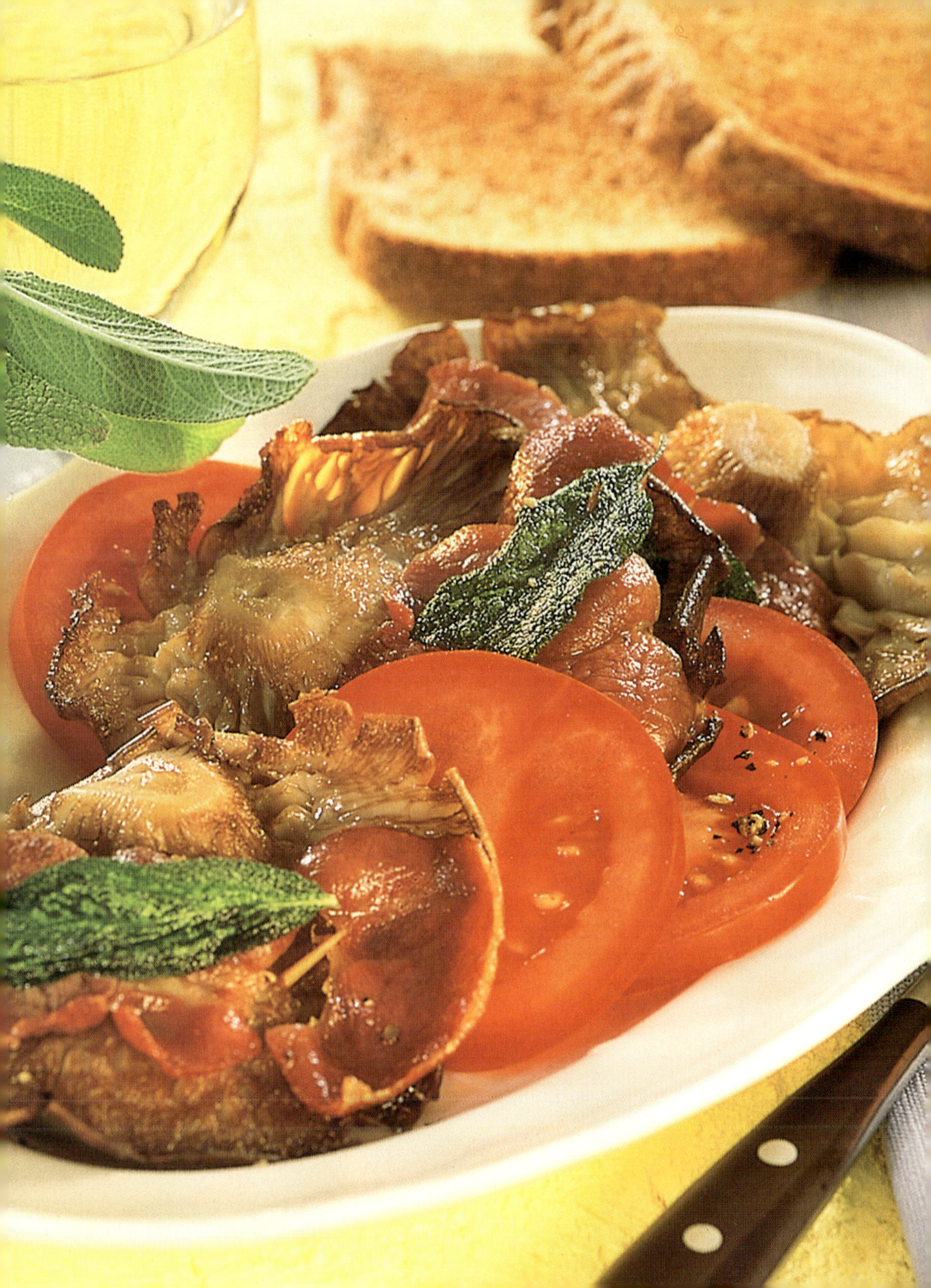

Apfelpfännchen

Für 2 Portionen
süße Hauptmahlzeit

Zubereitungszeit 15 Minuten
+ 15 Minuten Garzeit

3 mittelgroße Äpfel • 2 EL Zucker • 1 EL Butter • 100 g Kastenweißbrot oder helles Landbrot • 3 kleine Eier • 1/8 l fettarme Milch 1 TL Vanillezucker • 1/4 TL abgeriebene Zitronenschale (unbehandelt)

1 Die Äpfel vierteln, schälen, vom Kerngehäuse befreien und in kleine Stücke schneiden. Mit 2 Esslöffeln Wasser und dem Zucker in einen Topf geben und einmal kräftig aufkochen. 1 bis 2 Minuten ziehen lassen.

2 Die Butter in einer großen, beschichteten Pfanne heiß werden lassen und von der Kochstelle nehmen. Das Brot toasten und klein würfeln. Mit den Äpfeln und dem Saft, der sich beim Kochen gebildet hat, in der Pfanne verteilen. Wieder auf die Kochstelle setzen und erhitzen.

3 Eier mit Milch, Vanillezucker und Zitronenschale verquirlen und über die Äpfel gießen. Zugedeckt 10 bis 15 Minuten bei schwacher Hitze garen, bis die Eiermilch gestockt ist.

Unsere Tipps

- Das Pfännchen schmeckt auch mit anderem Obst: Aprikosen, Kirschen oder Heidelbeeren im Sommer, Zwetschgen und Quitten im Herbst. Quitten sind sehr harte Früchte, die weniger Saft enthalten. Man muss sie mit 4 Esslöffeln Wasser oder Apfelsaft etwa 10 Minuten dünsten.
- Die Lust auf Süßes gehört zum Leben und ist beim Abnehmen mit der Kohlsuppe selbstverständlich erlaubt. Das Bewusstsein, dass etwas »gesund« ist, reicht ja bei weitem nicht – wir wollen das Gesunde wirklich genießen. Obst, schön reif und süß, ist da genau richtig: Wenn Sie die Rezepte durchblättern, finden Sie immer wieder Fruchtiges – in einer süßen Hauptmahlzeit wie hier, in Drinks, Müslis und Desserts. Außerdem beim Herzhaften: zum Beispiel im Salat (→ Rezept Seite 95) oder mit Fleisch kombiniert (→ Rezepte Seite 63 und 119). Frische Früchte, naturreine Säfte und Kompott stillen den kleinen Hunger, ohne Ihren Diätplan zu stören.

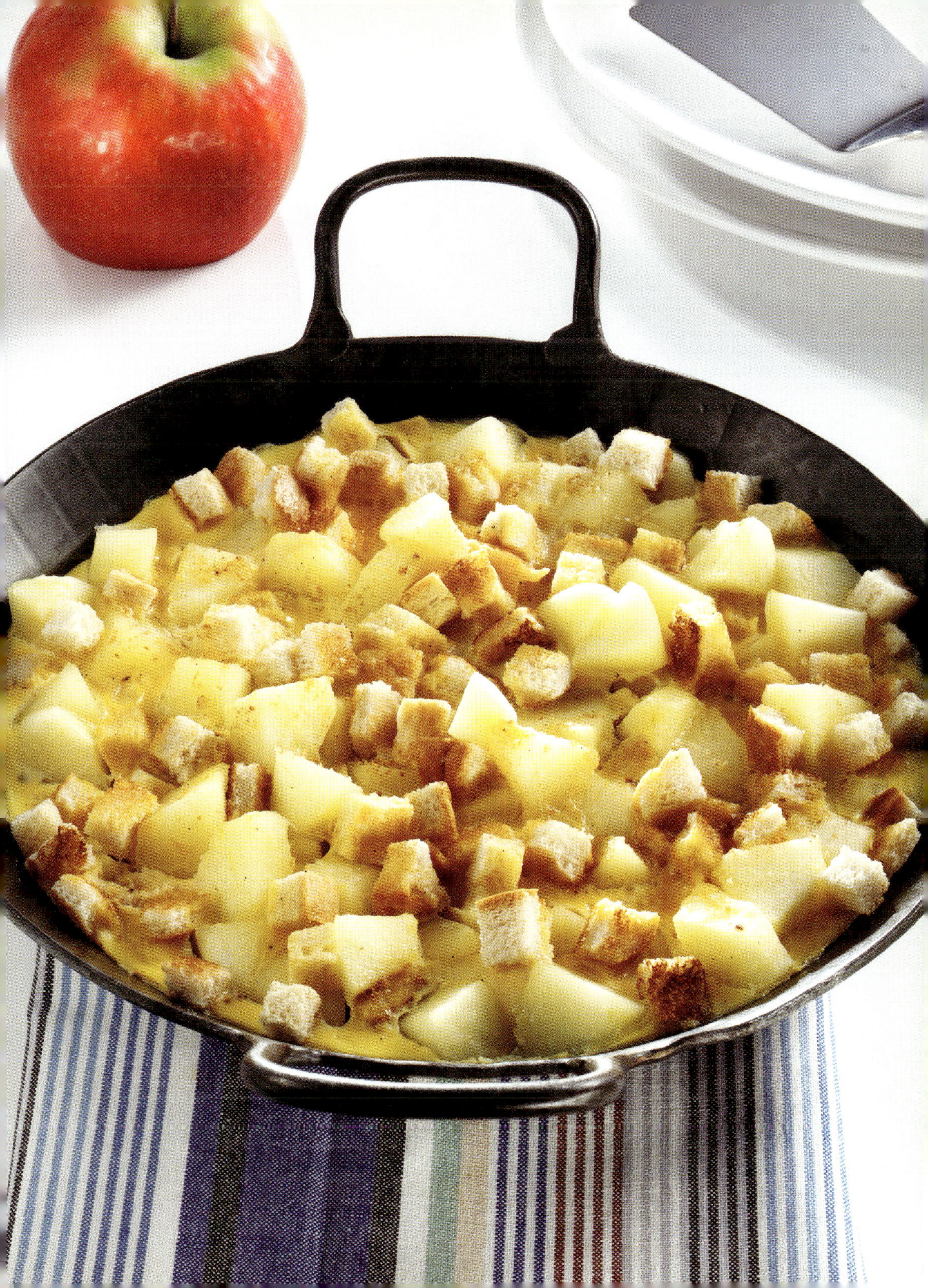

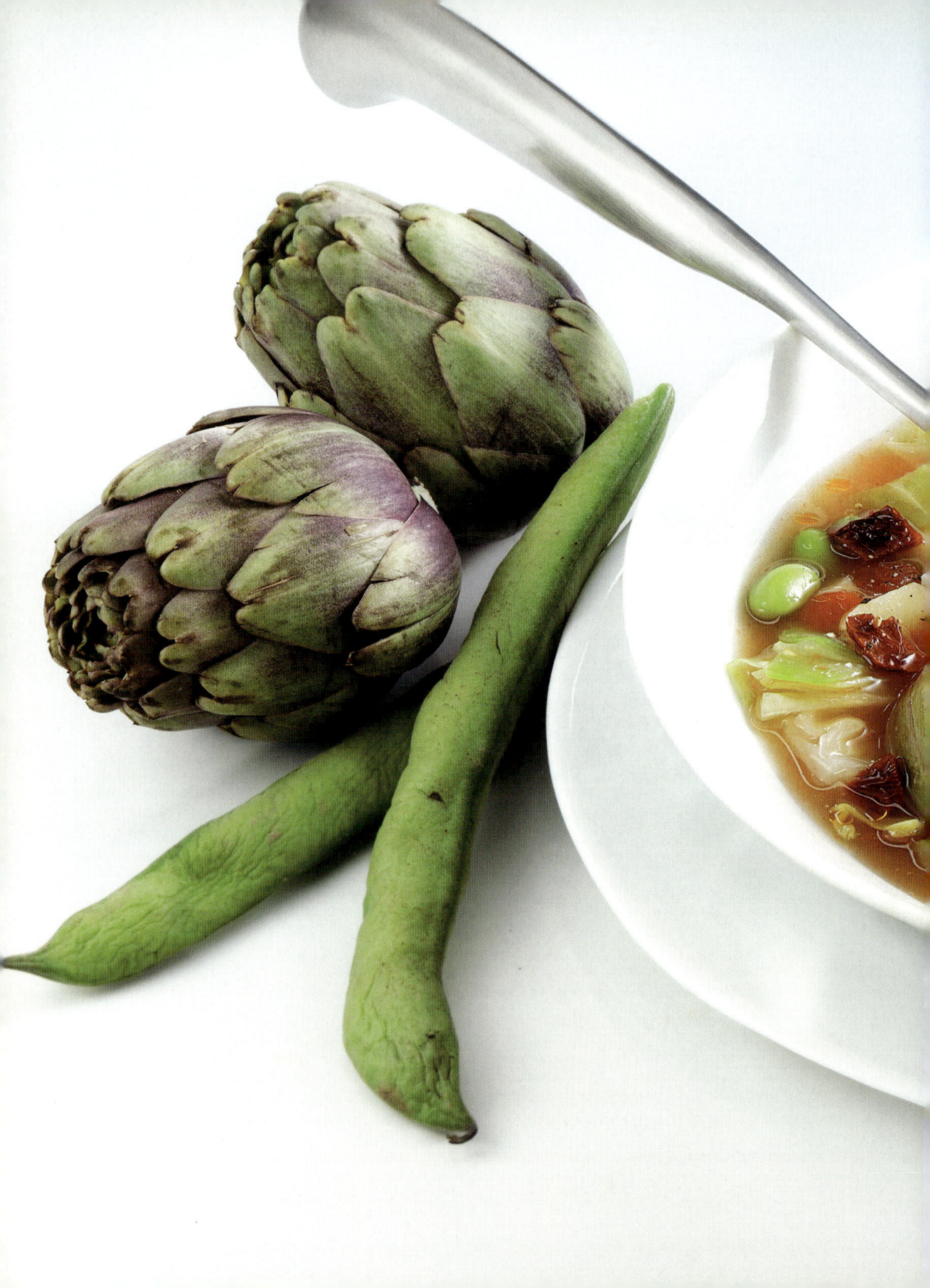

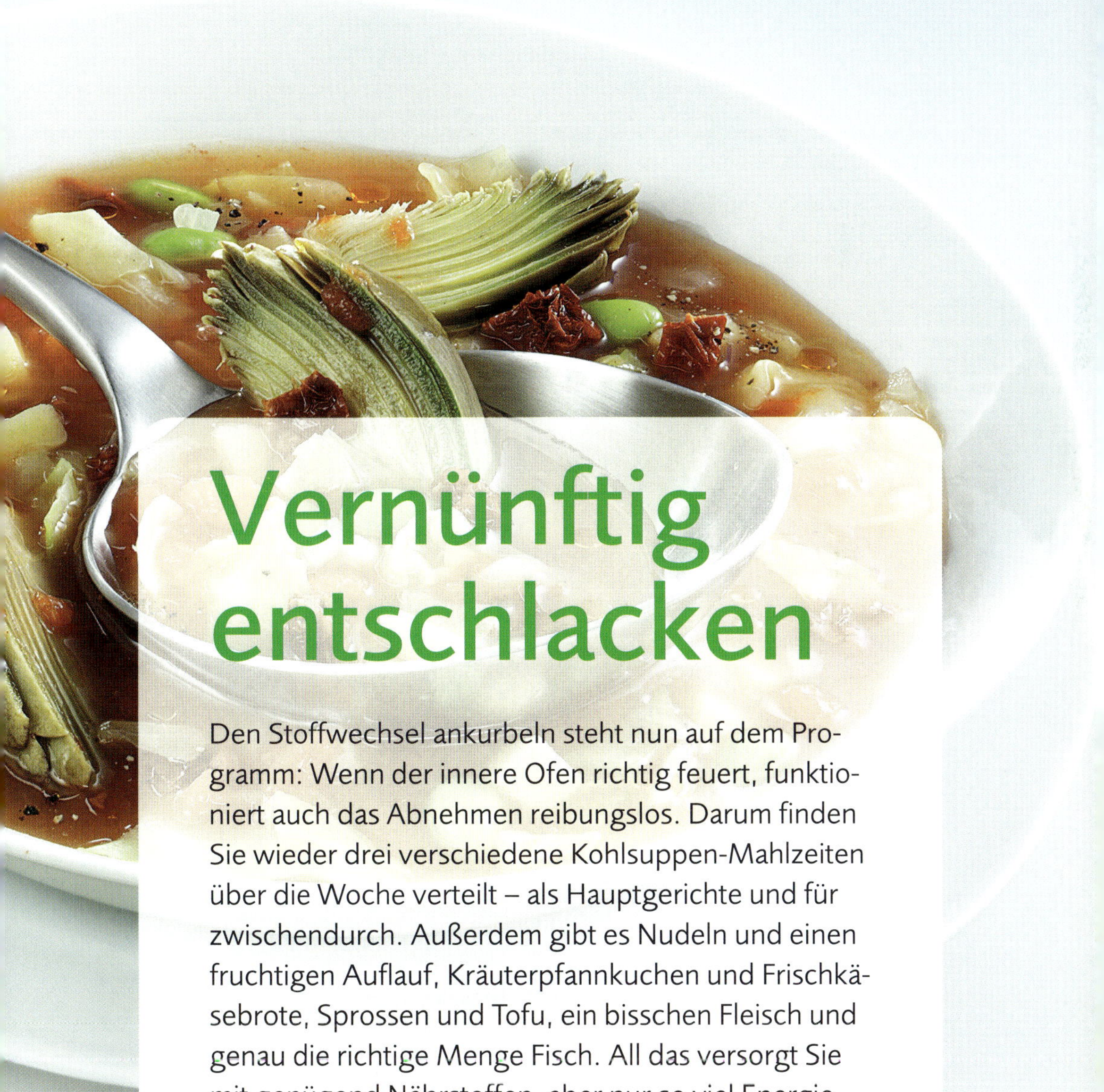

Vernünftig entschlacken

Den Stoffwechsel ankurbeln steht nun auf dem Programm: Wenn der innere Ofen richtig feuert, funktioniert auch das Abnehmen reibungslos. Darum finden Sie wieder drei verschiedene Kohlsuppen-Mahlzeiten über die Woche verteilt – als Hauptgerichte und für zwischendurch. Außerdem gibt es Nudeln und einen fruchtigen Auflauf, Kräuterpfannkuchen und Frischkäsebrote, Sprossen und Tofu, ein bisschen Fleisch und genau die richtige Menge Fisch. All das versorgt Sie mit genügend Nährstoffen, aber nur so viel Energie, wie der Körper auch gleich verwerten kann.

Rühreier auf Tomatenbrot

Für 2 Portionen
Frühstück

Zubereitungszeit 15 Minuten
→ Foto rechts

2 große Scheiben Vollkornbrot (je etwa 60 g) • 3 TL weiche Butter
2 mittelgroße Tomaten • Salz • Schwarzer Pfeffer aus der Mühle
3 kleine Eier • 1 Pck. italienische Kräuter (TK) • 1 EL geriebener Parmesan

1 Jedes Brot mit 1 Teelöffel Butter bestreichen. Die Tomaten waschen, abtrocknen, klein würfeln und auf die Brote geben. Mit Salz und Pfeffer würzen.

2 Die restliche Butter erhitzen. Die Eier mit Kräutern, Salz und Pfeffer verrühren und in der Butter bei schwacher Hitze braten, bis sie am Rand fest, in der Mitte noch flüssig sind. Eier vom Rand der Pfanne zusammenschieben und weiterbraten, bis sie ganz gestockt, aber noch feucht sind. Auf den Tomatenbroten verteilen, mit dem Käse bestreuen und sofort servieren.

Beerendickmilch

Für 2 Portionen
Frühstück oder Snack

Zubereitungszeit 5 Minuten
(ohne Auftauen)

1 Paket Beerencocktail (300 g; TK) • 1 EL Sanddornsirup
500 g Dickmilch • 4 EL Pfirsichsaft (Flasche)

Die Beeren an- oder auftauen lassen, mit Sanddornsirup, Dickmilch und Pfirsichsaft pürieren. In gekühlte Gläser füllen und sofort servieren.

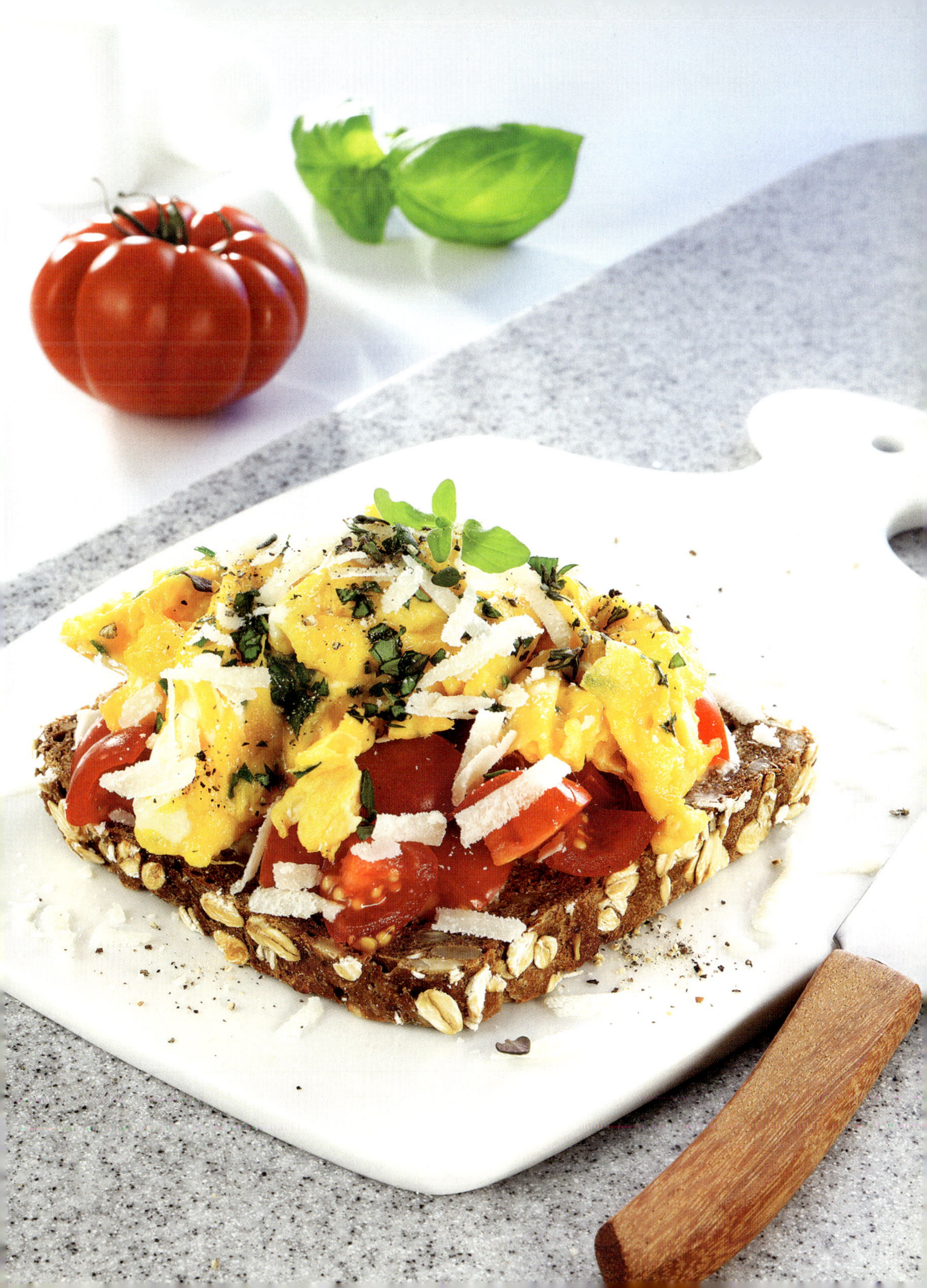

Italienische Kohlsuppe

Für 3 Hauptmahlzeiten
à 2 Portionen

Zubereitungszeit 1. Mahlzeit 35 Minuten
2. Mahlzeit 25 Minuten
3. Mahlzeit 15 Minuten
→ Foto Seite 42/43

Für die 1. Mahlzeit: 1 Spitzkohl oder Frühweißkohl (etwa 1 kg)
1 große Zwiebel • 2 Knoblauchzehen • 3 EL Olivenöl
300 g dicke Bohnen (frisch oder TK) • 1 kleine Dose Tomatenstücke (400 g)
2 daumendicke Scheiben Ciabatta
Für die 2. Mahlzeit: 4 kleine spitze Artischocken (ersatzweise
4 Artischockenböden aus der Dose → Tipp) • 1 mittelgroße festkochende
Kartoffel • 4 getrocknete Tomaten
Für die 3. Mahlzeit: 2 EL Risotto- oder Rundkornreis • 1 Fenchelknolle
Außerdem: 2 Flaschen natriumarmes Tafelwasser ohne Kohlensäure (je 1,5 l)
Gemüsebrühe-Extrakt • Salz • Weißer Pfeffer aus der Mühle
Abgeriebene Zitronenschale (unbehandelt) • 50 g geriebener Parmesan
Je 3 EL gehackte Petersilie und gehacktes Basilikum (frisch oder TK)

1 Für die erste Mahlzeit den Spitzkohl putzen und waschen. Von der Spitze beginnend fingerbreit »nudelig« schneiden und dann grob zerkleinern. Nur dicke Rippenstücke und den Strunk entfernen. Bei Frühweißkohl die äußeren welken Blätter entfernen, Kohl vierteln und den Strunk herausschneiden. Die Viertel waschen und in knapp fingerbreite Streifen schneiden.

2 Zwiebel und Knoblauch schälen und fein zerkleinern. Das Öl erhitzen, Zwiebeln und Knoblauch darin glasig dünsten. Kohl und dicke Bohnen zugeben und unter Rühren etwa 1 Minute schmoren. 1 Flasche Tafelwasser zugießen, die Tomatenstücke zufügen und aufkochen. Die Suppe mit Gemüsebrühe-Extrakt, Salz und Pfeffer würzen und zugedeckt bei schwacher Hitze etwa 10 Minuten garen, bis der Kohl weich ist.

3 Die Brotscheiben toasten und würfeln. In Suppenteller geben, Zwei Portionen Suppe darauf verteilen und mit jeweils 1 Esslöffel frisch geriebenem Parmesan, Basilikum und Petersilie bestreuen. Den Rest der Suppe zugedeckt kühl stellen.

4 Für die zweite Mahlzeit die Artischocken waschen, die Stiele abschneiden und die äußeren Blätter zu etwa 1/3 abziehen. Die harten Spitzen der verbliebenen Blätter abschneiden. Die Artischocken in kleine Stücke schneiden. Die Kartoffel schälen, waschen und würfeln. Die getrockneten Tomaten fein zerkleinern.

5 Den Rest der Suppe erhitzen, 1/2 Flasche Tafelwasser zugießen und aufkochen. Artischocken, Kartoffeln und zerkleinerte Tomaten zugeben und in etwa 10 Minuten weich kochen.

6 Die Suppe mit Gemüsebrühe-Extrakt, Salz, Pfeffer und Zitronenschale abschmecken und zwei Portionen Suppe in die Teller geben. Mit jeweils 1 Esslöffel frisch geriebenem Parmesan und Kräutern bestreuen. Den Rest der Suppe zugedeckt für die dritte Mahlzeit kühl stellen.

7 Für die dritte Mahlzeit den Rest der Suppe mit dem restlichen Tafelwasser und dem Reis aufkochen und 5 Minuten kochen lassen. Die Fenchelknolle halbieren, waschen und den Strunk herausschneiden. Den Fenchel quer zu den Fasern in dünne Streifen schneiden. Das zarte Fenchelgrün waschen, trockentupfen und fein zerkleinern.

8 Die Fenchelstreifen in die Suppe geben und noch einige Minuten kochen lassen, bis Reis und Fenchel weich sind. Die Suppe mit Salz, Pfeffer und Zitronenschale abschmecken, mit dem restlichen geriebenen Käse, dem Fenchelgrün und den Kräutern servieren.

Unsere Tipps

- Für die Suppe eignen sich nur die kleinen spitzen Artischocken aus Italien, die man mit den inneren zarten Blättern als ganz kleine Exemplare sogar ganz essen kann. Als Ersatz nehmen Sie Artischockenböden in Wasser, die es in Dose oder Glas gibt. Artischocken in Öl konserviert sind zu üppig, und bei den großen runden Exemplaren, die man zum Dippen nimmt, bleibt zu viel Abfall.
- Spitzkohl und Frühweißkohl gibt es von Ende Mai bis Mitte Juni und von September bis November aus heimischem Freilandanbau. Beide sind zarter und leichter verdaulich als andere Kohlsorten.

Nudelsalat mit Rinderfilet

Für 2 Portionen
Hauptmahlzeit

Zubereitungszeit 20 Minuten

1 rote Paprikaschote • 2 Blätter Friséesalat • 1 Kästchen Kresse
250 g Casarecce, Fusilli oder Gabelspaghetti (ohne Ei) • Salz
100 g Rinderfilet • 2 EL Öl • 1 EL Essig • 1 TL scharfer Senf
2 EL Salatkräuter (TK) • Schwarzer Pfeffer aus der Mühle

1 Die Paprikaschote waschen, vierteln, Kerne und Trennwände entfernen und die Schote in Streifen schneiden. Die Salatblätter waschen, trockentupfen und in mundgerechte Stücke zupfen. Die Kresse mit einer Schere abschneiden. Alles auf zwei Tellern anrichten.

2 Die Nudeln in reichlich Salzwasser nach Packungsaufschrift bissfest kochen, dabei die Kochzeit um 1 Minute verkürzen. Während die Nudeln garen, das Filet in Streifen schneiden. Das Öl in einer beschichteten Pfanne erhitzen und das Fleisch darin bei starker bis mittlerer Hitze unter Rühren braten, bis es schön gebräunt ist.

3 Die Pfanne von der Kochstelle nehmen, die abgetropften Nudeln zum Fleisch geben, alles mischen und in eine Schüssel geben. Essig, Senf und Kräuter zufügen und noch einmal mischen, salzen und pfeffern. Auf die vorbereiteten Teller geben und warm servieren.

Unsere Tipps

- Separat angerichtet, wie im Rezept beschrieben, sieht der Salat schöner aus. Wenn Sie ihn komplett mischen, wird er allerdings saftiger: Dazu die Paprikaschoten würfeln, Salatblätter in feine Streifen schneiden. Beide Zutaten mit Nudeln und Fleisch mischen. Eventuell noch mit Essig oder Zitronensaft abschmecken. Zum Schluss mit Kresse bestreuen.
- Nudelsalat muss man mit frisch gekochten, heißen Nudeln zubereiten. Abgekühlt verbinden sich Teigwaren nicht richtig mit den anderen Zutaten.
- Zum Braten brauchen Sie unbedingt eine beschichtete Pfanne. Damit sparen Sie eine Menge Fett und können trotzdem die zarte Kruste genießen.

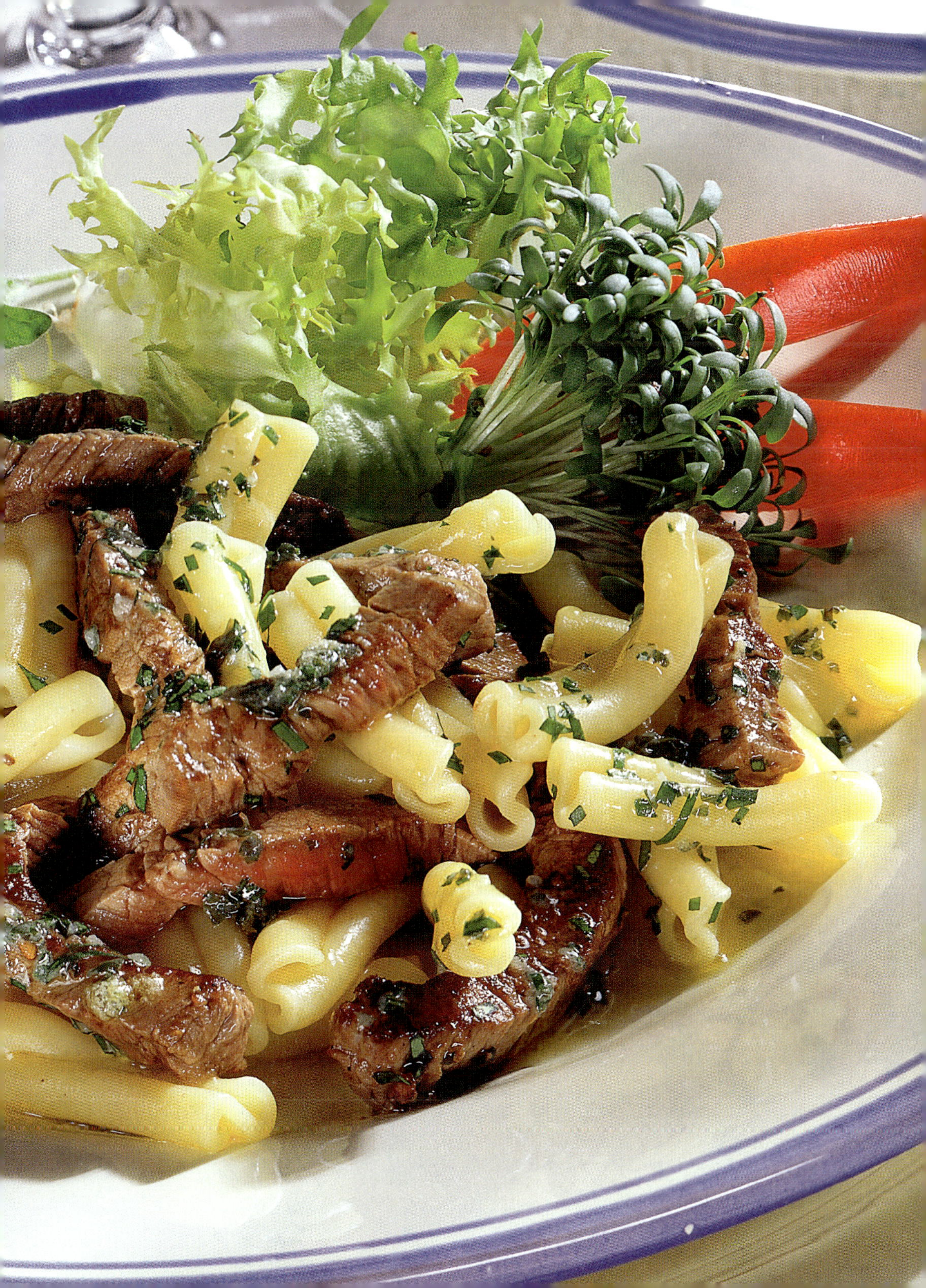

Seelachs mit bunter Sauce

Für 2 Portionen
Hauptmahlzeit

Zubereitungszeit 30 Minuten

4 Tomaten • 1 Zwiebel • 4 grüne oder schwarze Oliven ohne Stein 1 EL Olivenöl • 2 Seelachsfilets (je etwa 200 g) • Salz • Weißer Pfeffer aus der Mühle • 1 EL Mehl • 1 EL Tomatenmark • 1 EL Kapern • 1/8 l trockener Weißwein • 1–2 EL gehacktes Basilikum (frisch oder TK)

1 Die Tomaten mit kochendem Wasser überbrühen, abziehen und würfeln, dabei die Stielansätze entfernen. Die Zwiebel schälen und fein zerkleinern. Die Oliven in Scheiben schneiden.

2 Das Öl in einer beschichteten Pfanne erhitzen. Die Fischfilets kalt abspülen und trockentupfen. Mit Salz und Pfeffer würzen und im Mehl wenden. Im heißen Öl von beiden Seiten bei mittlerer Hitze kurz anbraten und wieder herausnehmen.

3 Zwiebeln im Bratfett glasig dünsten, Tomatenstückchen, Oliven, Tomatenmark, Kapern und Wein zugeben. Die Fischfilets in die Sauce legen und zugedeckt bei schwacher Hitze etwa 5 Minuten garen. Mit Salz und Pfeffer abschmecken und mit dem Basilikum bestreut servieren.

Unsere Tipps

- In diesem neuen Kohlsuppenbuch finden Sie für jede Woche mindestens ein Fischgericht. Denn die Meerestiere sollten wir regelmäßig essen, weil sie uns außer gutem Fett und reichlich Eiweiß noch Jod liefern, damit die Schilddrüse richtig arbeiten und den Energiehaushalt regeln kann. Das entscheidet auch über schlanke Linie oder Fettpölsterchen.
- Zum Seelachs servieren Sie am besten Pellkartoffeln und bunten Salat. Dann bekommen Sie mit einer Mahlzeit alles, was Ihr Körper braucht: leicht verdauliches tierisches und pflanzliches Eiweiß, wertvolles Fett aus Fisch, Oliven und Olivenöl, zellschützendes Lycopin aus den geschmorten Tomaten, Ballaststoffe und Vitamine aus den mit Schale gekochten Kartoffeln und dem frisch gemischten Salat.

Bohnen aus dem Ofen

Für 2 Portionen
Hauptmahlzeit

Zubereitungszeit 10 Minuten
+ 30 Minuten Backzeit

1 kleine Dose rote Bohnen (etwa 400 g) • 1 kleine Dose Tomatenstücke (etwa 400 g) • 2 EL italienische Kräuter (TK) • Salz • Pfeffer aus der Mühle

1 Den Backofen auf 200 °C (Umluft 180 °C, Gas Stufe 4) vorheizen. Die Bohnen in ein Sieb geben, kalt abspülen und abtropfen lassen. Mit Tomaten und Kräutern mischen, mit Salz und Pfeffer kräftig würzen.

2 Alles in eine Gratinform geben und im heißen Ofen auf der mittleren Schiene etwa 30 Minuten backen, bis die Tomaten auch in der Mitte der Form kochen. Als Beilage eignen sich Frischkäse-Brote (→ unten).

Frischkäse-Brote

Für 2 Portionen
Frühstück oder Beilage

Zubereitungszeit 5 Minuten

2 getrocknete Tomaten • 200 g körniger Frischkäse • 1 EL geriebener Glarner Schabziger (→ Tipp Seite 54) oder Parmesan
1/2 Pck. Salatkräuter (TK) • Weißer Pfeffer aus der Mühle
2 große Scheiben Vollkornbrot

Die getrockneten Tomaten fein zerkleinern. Mit Frischkäse, Schabziger und Kräutern mischen, mit Pfeffer würzen und auf den Broten verteilen.

Griechische Kartoffelpfanne

Für 2 Portionen
Hauptmahlzeit

Zubereitungszeit 30 Minuten

1 kleine Aubergine • 1 rote Paprikaschote • 1 milde Chilischote
400 g vorwiegend festkochende Kartoffeln • 1 große Zwiebel
2 Knoblauchzehen • 2 EL Olivenöl • 1 TL getrockneter Oregano
$^1/_8$ l Gemüsebrühe (instant) • 2 große Tomaten • 1 EL Tomatenmark • Salz
Pfeffer aus der Mühle • 1 EL gehackte Petersilie (frisch oder TK)

1 Aubergine waschen, abtrocknen, vom Stielansatz befreien und würfeln. Paprika- und Chilischote waschen, sorgfältig von den Trennwänden und Kernen befreien, kalt abspülen und in kleine Stücke schneiden. Kartoffeln schälen, waschen und klein würfeln. Zwiebel und Knoblauch schälen und fein zerkleinern.

2 Das Olivenöl in einer beschichteten Pfanne erhitzen. Zwiebeln und Knoblauch darin bei schwacher Hitze andünsten. Aubergine, Paprika, Chili, Kartoffeln und Oregano zugeben und bei mittlerer Hitze unter Rühren etwa 1 Minute schmoren.

3 Die Gemüsebrühe zugießen, kurz aufkochen lassen und dann das Gemüse zugedeckt bei schwacher Hitze etwa 10 Minuten garen, bis die Kartoffeln weich sind.

4 Die Tomaten überbrühen, abziehen, würfeln und dabei die Stielansätze entfernen. Tomaten und Tomatenmark unter das Gemüse mischen und einmal kräftig aufkochen. Zugedeckt einige Minuten ziehen lassen. Mit Salz und Pfeffer würzen und vorsichtig durchrühren. Auf vorgewärmten Tellern anrichten und mit der Petersilie bestreuen.

Unser Tipp

Auberginen senken den Cholesterinspiegel. Damit er durch falsches Fett beim Braten nicht wieder ansteigt, nehmen Sie am besten Olivenöl, und zwar so wenig wie in diesem Rezept.

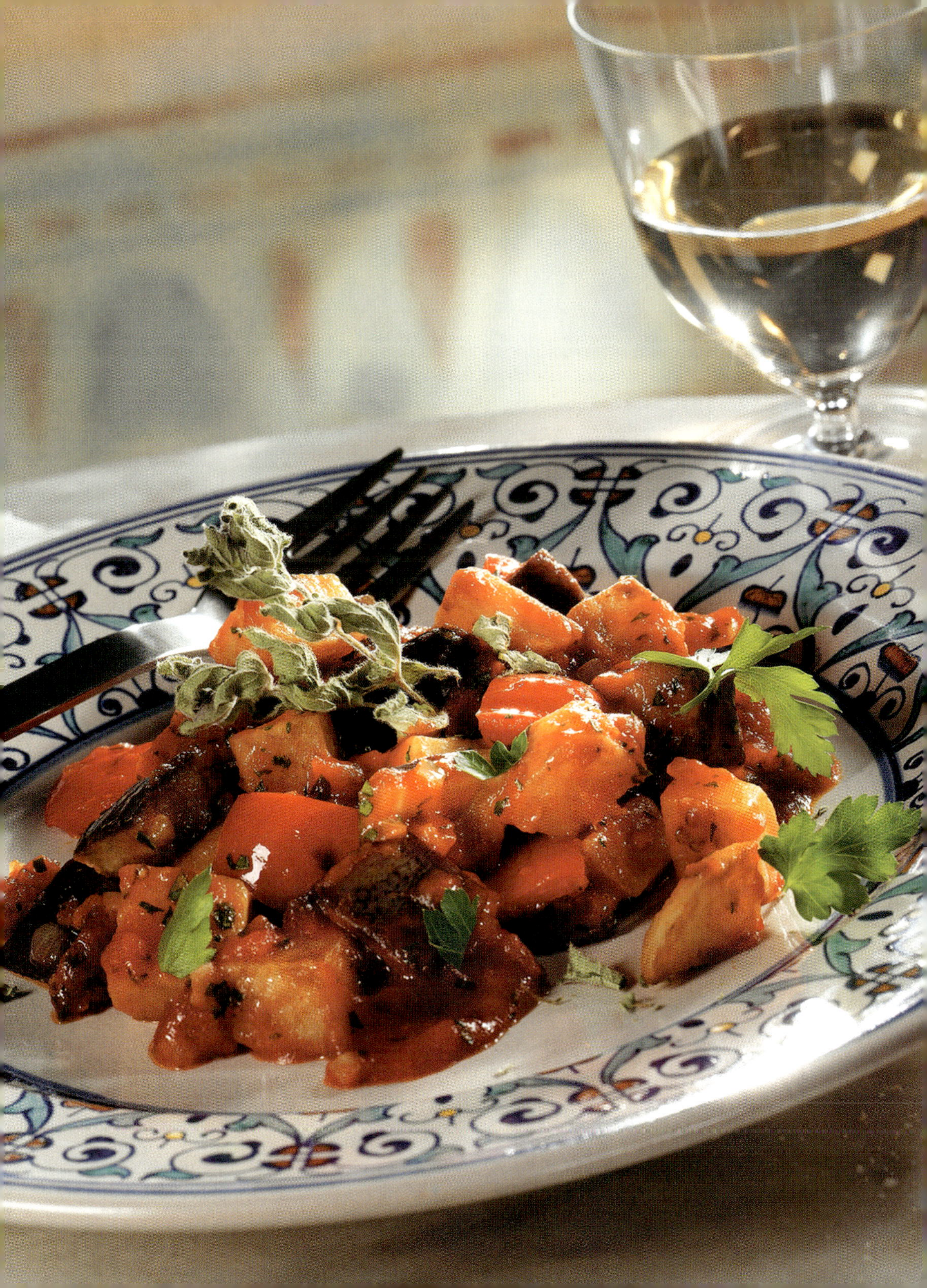

Kartoffel-Pilz-Pfanne mit Quark

Für 2 Portionen
Hauptmahlzeit

Zubereitungszeit 25 Minuten

500 g Pellkartoffeln • 200 g Austernpilze oder Champignons 2 EL Rapsöl • Salz • Pfeffer aus der Mühle • 250 g Kräuterquark (Fertigprodukt) • 2 EL geriebener Glarner Schabziger (→ Tipp) oder Parmesan • 2 EL Essiggemüse (Glas) • 2 EL Salatkräuter (TK)

1 Die Kartoffeln schälen und in Scheiben schneiden. Die Pilze putzen, eventuell waschen und in Stücke oder Scheiben schneiden.

2 Das Öl in einer großen, beschichteten Pfanne erhitzen. Kartoffeln und Pilze darin bei starker bis mittlerer Hitze unter häufigem Wenden etwa 5 Minuten braten. Mit Salz und Pfeffer würzen und auf Teller verteilen.

3 Den Quark mit dem Käse verrühren. Das abgetropfte Essiggemüse grob zerkleinern und untermischen. Quark neben Kartoffeln und Pilzen anrichten und alles mit den Salatkräutern bestreuen.

Unsere Tipps

- Glarner Schabziger wird aus entrahmter Kuhmilch hergestellt. Schabzigerklee – ein Verwandter des Currygewürzes Bockshornklee – verleiht ihm das charakteristische Aroma. Ähnlich wie alten Parmesan nimmt man Schabziger zum Würzen: für Quarkmischungen wie im Rezept oben, für Risotto, Nudeln und Gemüse, für kräftige Suppen und Saucen, die dennoch »schlank« bleiben sollten. Denn der eiweißreiche Reibekäse enthält Fett nur in Spuren und passt deshalb besser als jeder andere Käse zum Kohlsuppen-Ernährungsplan. Außerdem ist er ein guter Kalziumspender für kräftige Knochen. Zu kaufen gibt es ihn gerieben, als kleine Kegel zum Selbstreiben oder mit Butter gemischt in Käseläden und in den Kühltheken der Supermärkte.
- Ob Salat, Rohkost oder Quark – kombinieren Sie immer mit vielen Kräutern. Sie können frisch gehackte Kräuter verwenden oder tiefgefrorene direkt aus der Packung streuen.

Kirschauflauf

Für 2 Portionen
süße Hauptmahlzeit

Zubereitungszeit 15 Minuten
+ 30 Minuten Backzeit

50 g Mehl • 1 Pck. Vanillepuddingpulver • ½ TL Trockenhefe
1 EL Zucker • 1 Prise Salz • 1 TL abgeriebene Zitronenschale (unbehandelt)
2 Eier • 100 ml fettarme Milch • 2 EL Öl • Etwa 350 g abgetropfte, entsteinte Schattenmorellen (Glas) • 1 EL Orangensaft • 2 EL Jogurt

1 Den Backofen auf 200 °C (Umluft 180 °C, Gas Stufe 3) vorheizen. Das Mehl in einer Schüssel mit Puddingpulver, Hefe, Zucker, Salz und Zitronenschale mischen.

2 Die Eier mit Milch und Öl mit einem Schneebesen oder den Quirlen des Handrührers kräftig aufschlagen. Zur Mehlmischung gießen und alles mit einem Kochlöffel verrühren.

3 Die Masse in zwei gefettete Förmchen von je etwa ¼ Liter Inhalt gießen und jeweils 1 knappen Esslöffel Schattenmorellen darauf setzen. Im heißen Backofen auf der mittleren Schiene etwa 30 Minuten backen, bis sich schön gebräunte »Häubchen« bilden.

4 Die restlichen Kirschen mit Orangensaft und Jogurt mischen. Den Auflauf auf Teller stürzen und die Kirschen daneben anrichten.

Unsere Tipps

- Wer keine passenden Förmchen hat, kann den Auflauf in einem Muffinblech backen.
- Die Kirschmenge entspricht dem Abtropfgewicht von 1 großen Glas Schattenmorellen. Mit dem Saft können Sie Grütze kochen: Dazu 1 Paket TK-Beerencocktail (300 g) aufkochen. Den Kirschsaft mit 1 Esslöffel Speisestärke verrühren, untermischen und die Grütze unter Rühren kochen, bis sie dick ist. Mit 1 bis 2 Esslöffeln Zucker süßen, kurz abkühlen lassen, dann in Portionsschalen füllen und im Kühlschrank auskühlen lassen. Mit kalter Milch servieren.

Hähnchentopf mit Lachsschinken

Für 2 Portionen
Hauptmahlzeit

Zubereitungszeit 20 Minuten
+ 20 Minuten Garzeit

2 Hähnchenkeulen • Salz • 400 g junge Bundmöhren
50 g Lachsschinken am Stück • 1 Bund Majoran • 1 EL Öl
Schwarzer Pfeffer aus der Mühle • 5 EL Brühe (instant)
1 EL Kaffeesahne (10 %) • 1 EL gehackte Petersilie (frisch oder TK)

1 Die Hähnchenkeulen waschen und trockentupfen. Rundherum mit Salz würzen. Die Möhren waschen oder schaben. Den Schinken vom Fettrand befreien und würfeln. Majoran waschen und trockentupfen.

2 Das Öl in einem Bräter erhitzen. Die Hähnchenkeulen mit der Hautseite nach unten darin bei starker Hitze braun anbraten, dann herausnehmen.

3 Möhren und Schinken im Bratfett unter Rühren leicht bräunen. Die Majoranzweige darauf verteilen. Hähnchenkeulen mit der Haut nach oben darauf legen und mit reichlich grobem Pfeffer bestreuen. Die Brühe angießen und die Keulen zugedeckt bei mittlerer bis schwacher Hitze 20 Minuten schmoren, bis beim Anstechen nur klarer Saft, aber kein Blut mehr austritt.

4 Den Hähnchentopf auf vorgewärmten tiefen Tellern anrichten. Die Kaffeesahne in den Bratfond rühren, den Fond damit lösen und über Fleisch und Möhren geben. Alles mit der Petersilie bestreuen und servieren.

Unsere Tipps

- Dazu passen Pellkartoffeln und Salat.
- Möhren enthalten beträchtliche Mengen an Beta-Karotin, das unser Organismus in Vitamin A umwandelt – wichtig für Haut und Schleimhäute. Außerdem brauchen wir es zum Sehen: Auf der Netzhaut des Auges arbeiten bestimmte Pigmente als »Lichtsammler«. Diese Pigmente wiederum werden durch Beta-Karotin in der Ernährung aufgebaut. Je mehr wir davon kriegen, desto mehr Pigmente bilden sich und desto besser funktioniert unsere Sehkraft.

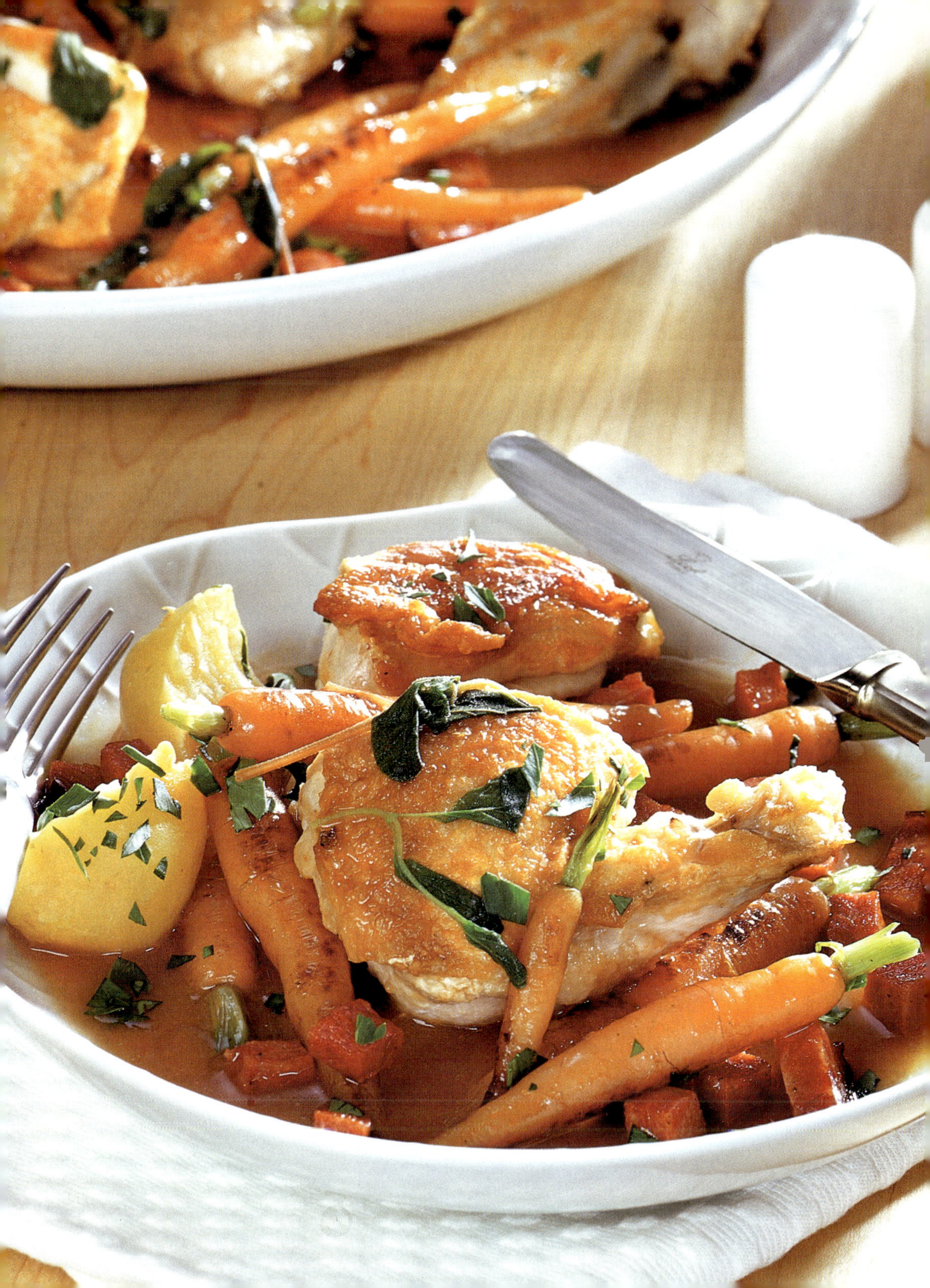

Asiatische Kohlsuppe

Für 3 Hauptmahlzeiten
à 2 Portionen

Zubereitungszeit 1. Mahlzeit 40 Minuten
2. Mahlzeit 10 Minuten
3. Mahlzeit 15 Minuten (ohne Einweichen)
→ Titelfoto

Für die 1. Mahlzeit: 1 kleiner Weißkohl (etwa 500 g) • 2 große Möhren • 4 Frühlingszwiebeln • 1 Stück frischer Ingwer (etwa 3 cm) • 1 EL Erdnussöl • 1 Knoblauchzehe • 1 Platte Instantnudeln (→ Tipp) • 2 EL trockener Sherry • 2 EL Sojasauce • 2 EL frische Korianderblättchen oder gehackte Petersilie

Für die 2. Mahlzeit: 1 kleine Zucchini • 100 g Sojabohnensprossen • 2 EL Erdnussöl • 1 EL Schnittlauchröllchen

Für die 3. Mahlzeit: 4 Mu-Err-Pilze • 200 g frischer Spinat • 1 rote Chilischote • 100 ml Kokosmilch (Dose) • 2 EL Koriander oder Petersilie

Außerdem: 2 Flaschen natriumarmes Tafelwasser ohne Kohlensäure (je 1,5 l) • Gemüsebrühe-Extrakt • Weißer Pfeffer aus der Mühle

1 Für die erste Mahlzeit den Weißkohl vierteln, die äußeren welken Blätter und den Strunk entfernen. Die Kohlviertel waschen und fein schneiden oder hobeln. Die Möhren schälen und in feine Scheiben hobeln. Die Frühlingszwiebeln putzen, waschen und mit dem Grün in feine Röllchen schneiden. Den Ingwer schälen und in dünne Scheiben schneiden.

2 Das Öl in einem großen Topf erhitzen. Kohl, Möhren, Frühlingszwiebeln und Ingwer darin bei starker Hitze unter ständigem Rühren etwa 1 Minute braten. Den Knoblauch schälen, durch die Presse dazudrücken und kurz mitbraten. 1 Flasche Tafelwasser zugießen und aufkochen. Zugedeckt bei schwacher Hitze etwa 20 Minuten garen, bis der Kohl weich ist.

3 Inzwischen die Instantnudeln mit kochendem Wasser übergießen und ziehen lassen, bis sie weich sind. Mit zwei Gabeln zerpflücken, in ein Sieb geben, kurz abtropfen lassen und auf zwei Suppenteller verteilen.

4 Die Suppe mit Gemüsebrühe-Extrakt, Sherry, Sojasauce und Pfeffer würzen und zwei Portionen davon über die Nudeln geben. Mit Koriander oder Petersilie bestreuen. Den Rest der Suppe zugedeckt kühl stellen.

5 Für die zweite Mahlzeit den Rest der Suppe erhitzen, 1/2 Flasche Tafelwasser zugießen und aufkochen. Die Zucchini waschen und in dünne Stifte schneiden. Die Sprossen kalt abspülen und trockentupfen. Das Öl erhitzen, darin Zucchini und Sprossen bei starker Hitze kräftig anrösten, dann in zwei Suppenteller geben. Zwei Portionen Suppe darüber verteilen und alles mit dem Schnittlauch bestreuen. Den Rest der Suppe zugedeckt für die dritte Mahlzeit kühl stellen.

6 Für die dritte Mahlzeit die Pilze etwa 30 Minuten in heißem Wasser einweichen. Abgießen, gründlich kalt abspülen und grob zerkleinern. Den Spinat verlesen, waschen und abtropfen lassen. Die Chilischote von den Trennwänden und Kernen befreien, kalt abspülen und ganz fein zerkleinern.

7 Die restliche Suppe mit dem restlichen Tafelwasser, Kokosmilch, Pilzen und Chili aufkochen und zugedeckt bei schwacher Hitze 5 Minuten kochen lassen. Spinat zufügen und noch einmal kräftig aufkochen. Die Suppe mit Gemüsebrühe-Extrakt abschmecken und 2 Portionen in die Teller geben. Mit Koriander oder Petersilie bestreut servieren.

Unsere Tipps

- Die dunklen, fast schwarzen, muschelförmigen Mu-Err-Pilze sind reich an Eisen, stärken das Blut, fördern den Stoffwechsel und reinigen den Darm. Traditionell gehören sie zur chinesischen Küche; bei uns werden sie weder gesammelt noch gezüchtet.
- Zu kaufen gibt es Mu-Err-Pilze nur getrocknet: in Asienläden, den Lebensmittelabteilungen von Warenhäusern und manchen Supermärkten.
- Instantnudeln – »Mie-Nudeln« – finden Sie im Feinkost- bzw. Asiaregal von Supermärkten oder in Asienläden. Eine Packung enthält in der Regel 250 Gramm in drei Nudelplatten, die man leicht portionieren kann.
- Frischer Ingwer sollte fester Bestandteil gesunder Ernährung sein: Er hilft bei der Verdauung, lindert Magenkrämpfe und Blähungen bei Stress. Außerdem gehört er zu den pflanzlichen Lebensmitteln, die krebserregende Substanzen unschädlich machen. Zu kaufen gibt es die Knollen beim Gemüsehändler, in Asienläden, Feinkostläden und Supermärkten. Sie müssen gleichmäßig weißlich oder gelb-braun und prall sein. Zum Aufbewahren wickelt man die angeschnittene Knolle zuerst in Küchenpapier, dann in einen Folienbeutel und legt das Ganze ins Gemüsefach des Kühlschranks.

Krabbensalat mit fruchtigem Dressing

Für 2 Portionen
Hauptmahlzeit

Zubereitungszeit 20 Minuten

**1 Stück frischer Ingwer (etwa 1 cm) • 1 milde Chilischote
1 Stück Zitronen- oder Limettenschale (unbehandelt) • Je 2 EL Orangen- und Apfelsaft • 1 EL Zitronen- oder Limettensaft • 1 gehäufter TL körniger Senf • 2 EL Erdnussöl • 200 g Tiefseekrabben (Shrimps) • Salz
1 Frühlingszwiebel**

1 Den Ingwer schälen und auf der Rohkostreibe raspeln. Die Chilischote von den Trennwänden und Kernen befreien, kalt abspülen und ganz fein zerkleinern. Die Zitronenschale fein hacken.

2 Alle diese Zutaten mit den Säften, Senf und Erdnussöl zum Dressing verrühren. Die Krabben in ein Sieb geben, kalt abspülen, trockentupfen und mit dem Dressing mischen. Den Salat salzen und zugedeckt etwa 10 Minuten ziehen lassen.

3 Die Frühlingszwiebel putzen, waschen und mit dem Grün in feine Röllchen schneiden. Den Salat damit mischen und servieren.

Unsere Tipps

- Shrimps, Nordseekrabben und Riesengarnelen liefern uns genau wie Seefisch essenzielle Omega-3-Fettsäuren. Diese Substanzen erweitern die Blutgefäße und beugen Arthritis und Herzleiden vor. Sie senken den Blutdruck, halten Haut und Haar gesund, fördern Zellwachstum und Wundheilung, sorgen für gutes Sehen und ein intaktes Immunsystem. Kurz: Fisch ist ein unverzichtbarer Bestandteil unserer Ernährung, auch wenn wir vorwiegend vegetarisch leben.
- Wichtig: Nach dem Einkauf müssen Sie Shrimps, Fisch und andere Meerestiere sofort in den Kühlschrank legen; erst zum Zubereiten wieder herausnehmen und das fertige Essen dann sofort servieren. Und falls trotz aller Sorgfalt etwas fischig oder muffig schmeckt: lieber verzichten. Das gilt selbstverständlich auch für Fischgerichte im Restaurant.

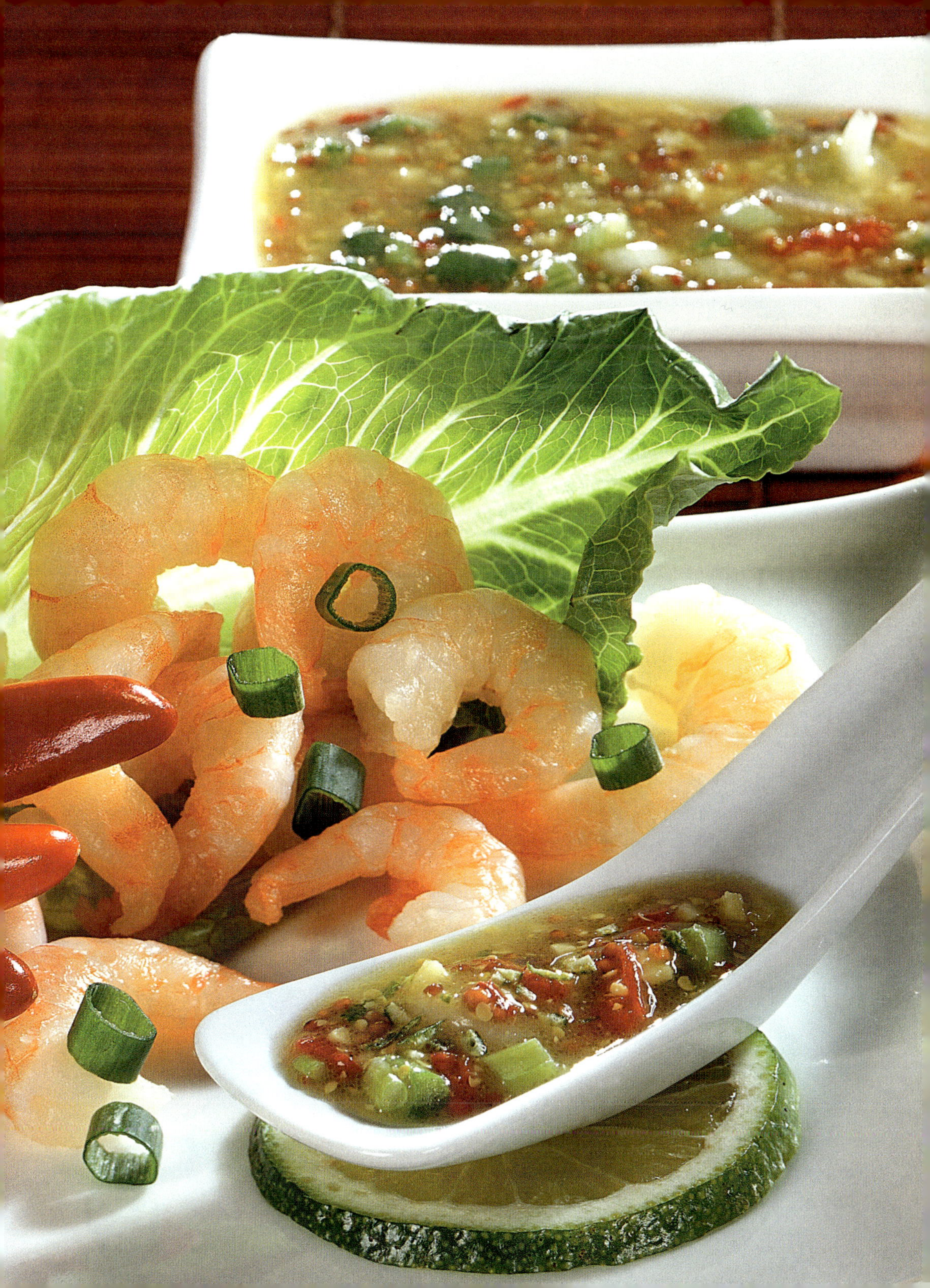

Kräuterpfannkuchen mit Gurkensalat

Für 2 Portionen
Hauptmahlzeit

Zubereitungszeit 20 Minuten

Für die Pfannkuchen: 100 g Mehl • Salz • 2 Eier • 1/4 l fettarme Milch
1/2 Pck. italienische Kräuter (TK)
Für den Salat: 1 kleine Salatgurke • 2 getrocknete Tomaten
1/2 Pck. italienische Kräuter (TK) • 2 EL Schmant • 1–2 EL Zitronensaft
1 Prise Zucker • Salz • Cayennepfeffer
Außerdem: 2–3 EL Öl zum Backen

1 Das Mehl mit Salz und Eiern verrühren. Milch und Kräuter untermischen. Den Teig zugedeckt ruhen lassen, bis der Salat zubereitet ist.

2 Die Gurke waschen oder schälen und in eine Schüssel hobeln. Die Tomaten mit einer Küchenschere fein schneiden und zugeben. Kräuter und Schmant untermischen. Den Salat mit Zitronensaft, Zucker, Salz und Cayennepfeffer würzen.

3 In einer großen beschichteten Pfanne Öl erhitzen. Pro Pfannkuchen knapp eine Schöpfkelle Teig darin verteilen und bei mittlerer bis schwacher Hitze auf jeder Seite etwa 2 Minuten backen. Die Pfannkuchen frisch aus der Pfanne zum Salat servieren.

Unser Tipp

Knusprige Pfannkuchen brauchen Fett, und das entspricht voll und ganz dem Kohlsuppen-Prinzip. Denn Fett an sich ist nicht schädlich, sondern die Menge macht's. Zu viel ist ungesund und macht dick, doch wenn wir zu wenig davon essen, tritt ein Effekt ein, der dem Ernährungsplan der Kohlsuppe widerspricht: Wir werden nach jeder Mahlzeit rasch wieder hungrig. Das ist reichlich unvernünftig, weil es zum Naschen verführt. Die Hauptmahlzeit fällt buchstäblich mager aus, zum Kaffee gönnt man sich aber ein Stückchen Obstkuchen, und beim Fernsehen ist die Tüte mit Nüssen oder Chips in Reichweite. So viele »Kleinigkeiten« ergeben ganz rasch ein komplettes Essen – nicht eingeplant und häufig gar nicht bewusst.

Hackfleisch mit Äpfeln und Jogurt

Für 2 Portionen
Hauptmahlzeit

Zubereitungszeit 20 Minuten

1 Zwiebel • 1 Knoblauchzehe • 2 mittelgroße säuerliche Äpfel • 1 EL Öl
200 g Rinderhackfleisch • 1 EL Currypulver • 200 g Jogurt (→ Tipp)
Salz • 1 EL gehackter Dill (frisch oder TK)

1 Zwiebel und Knoblauch schälen und fein zerkleinern. Äpfel vierteln, vom Kerngehäuse befreien und in Stücke schneiden.

2 Das Öl erhitzen, Zwiebeln, Knoblauch, Äpfel und Fleisch darin bei starker Hitze anbraten, bis das Fleisch krümelig ist. Mit Currypulver bestreuen und unter Rühren kräftig rösten.

3 Jogurt unterrühren, die Pfanne von der Kochstelle nehmen und alles zugedeckt etwa 2 Minuten ziehen lassen. Mit Salz und Pfeffer würzen, mit dem Dill mischen und sofort servieren.

Unsere Tipps

- Dazu gibt's pro Person 1/4 Fladenbrot und einen Teller Salat: 1 Tomate und 1 Minigurke (oder 1/4 Salatgurke) waschen, abtrocknen und würfeln. Mit 2 Esslöffeln beliebigen Kräutern, Salz, Pfeffer aus der Mühle, Balsamessig und 1 Esslöffel Olivenöl mischen.
- Wählen Sie möglichst oft probiotischen Jogurt mit speziellen Bakterienkulturen. Diese gelangen unverdaut in die unteren Darmregionen und entfalten dort ihre segensreiche Wirkung: Sie fördern die gesunde Darmflora und bekämpfen »böse« Mikroorganismen – gut, wenn Sie zu nervösem oder entzündetem Darm neigen. Probiotics sorgen für regelmäßige Verdauung und greifen helfend ein, wenn nichts mehr »vorwärts geht«. Schließlich helfen sie beim Verdauen von Milchzucker – wer den Milchkaffee morgens so gerne mag, aber schlecht verträgt, erhält durch probiotischen Jogurt im Frühstücksmüsli wirksame Unterstützung.
- Probiotische Jogurts gibt es mittlerweile von verschiedenen Anbietern. Sie sind in den Kühlregalen gut sortierter Supermärkte zu finden.

Bayerische Kohlsuppe

Für 2 Hauptmahlzeiten
à 2 Portionen

Zubereitungszeit 1. Mahlzeit 40 Minuten
2. Mahlzeit 15 Minuten

Für die 1. Mahlzeit: 1 Kopf Weißkohl (etwa 600 g) • 1 große Zwiebel
2 EL Sonnenblumenöl • 1 EL Mehl • 1 EL Paprikapulver edelsüß
1 TL Zucker • 1–2 EL Apfelessig
Für die 2. Mahlzeit: 2 vorwiegend festkochende Kartoffeln
1 große Scheibe Roggenbrot • 2 EL Sonnenblumenöl • 1 EL Schmant
Außerdem: 1 Flasche natriumarmes Tafelwasser ohne Kohlensäure (1,5 l)
Gemüsebrühe-Extrakt • Salz • Weißer Pfeffer aus der Mühle
Gemahlener Kümmel • 4 EL gehackte Petersilie (frisch oder TK)

1 Für die erste Mahlzeit den Kohl putzen, waschen, vierteln und fein schneiden. Die Zwiebel schälen und fein zerkleinern. Das Öl erhitzen und darin die Zwiebeln glasig dünsten.

2 Kohlstreifen zugeben, mit Mehl, Paprika und Zucker bestreuen und unter Rühren etwa 1 Minute kräftig anbraten. Das Tafelwasser zugießen und aufkochen. Mit Gemüsebrühe-Extrakt, Salz, Pfeffer und Kümmel würzen und das Ganze zugedeckt bei schwacher Hitze etwa 20 Minuten garen, bis der Kohl weich ist.

3 Den Apfelessig zugeben, zwei Portionen Suppe auf Teller verteilen und mit Petersilie bestreuen. Den Rest der Suppe zugedeckt für die zweite Mahlzeit in den Kühlschrank stellen.

4 Für die zweite Mahlzeit die Kartoffeln schälen, waschen und klein würfeln. Den Rest der Suppe erhitzen und die Kartoffeln darin weich garen. Inzwischen das Brot würfeln, das Öl erhitzen und darin das Brot bei schwacher Hitze unter Wenden braun und knusprig braten.

5 Kurz vor dem Servieren den Schmant unter die Suppe mischen, die Kohlsuppe mit Gemüsebrühe-Extrakt, Salz, Pfeffer und Kümmel abschmecken und in zwei Teller geben. Mit der Petersilie bestreuen und die Brotwürfel darauf verteilen.

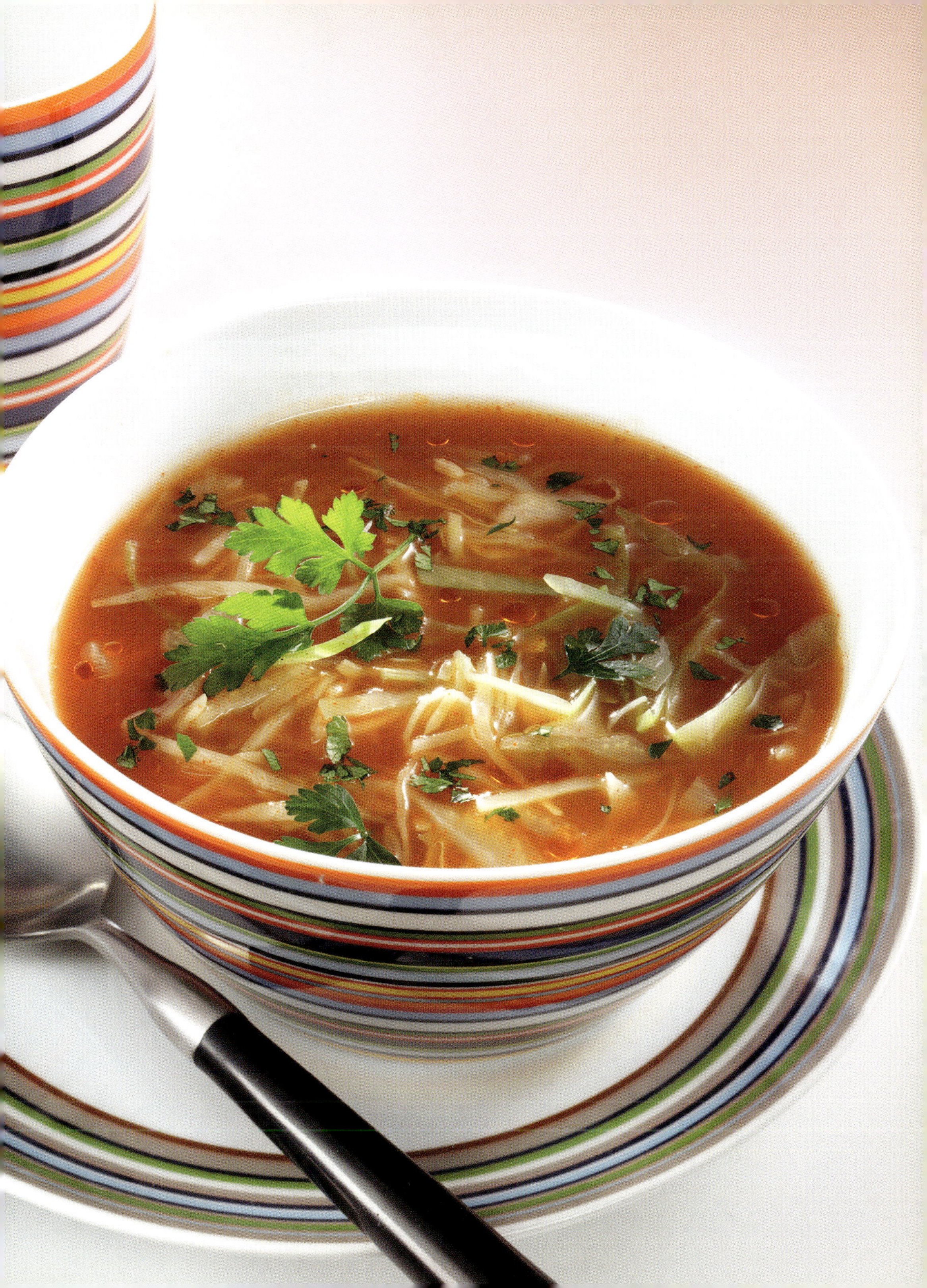

Sojasprossen und Tofu aus dem Wok

Für 2 Portionen
Hauptmahlzeit

Zubereitungszeit 20 Minuten

1 Bund Frühlingszwiebeln • 100 g Sojasprossen • 250 g Tofu
1 Stück frischer Ingwer (etwa 1 cm) • 2 Knoblauchzehen • 3 EL Erdnussöl
1 TL Zucker • 3 EL helle Sojasoße • Cayennepfeffer • Salz nach Geschmack

1 Frühlingszwiebeln putzen, waschen und mit dem Grün in 4 bis 5 Zentimeter lange Stücke schneiden. Sojasprossen waschen und trockentupfen. Tofu trockentupfen und in etwa 2 Zentimeter breite Streifen schneiden. Ingwer und Knoblauch schälen und fein hacken.

2 Das Öl im Wok oder einer großen beschichteten Pfanne erhitzen. Den Tofu darin bei mittlerer Hitze etwa 5 Minuten braten, dabei einige Male wenden. Ingwer und Knoblauch zugeben und kurz mitbraten.

3 Sojasprossen, Frühlingszwiebeln, Zucker und Sojasoße zugeben. Alles gut vermischen und 3 bis 5 Minuten zugedeckt bei schwacher Hitze garen. Mit Cayennepfeffer und eventuell Salz würzen.

Unsere Tipps

- Dazu gibt's frisch gekochten Reis: Für 2 Portionen reicht 1 Kochbeutel weißer oder Natur-Langkornreis, nach Packungsaufschrift gegart. Naturreis ist reicher an darmfreundlichen Ballaststoffen, macht aber trotzdem keinerlei Verdauungsprobleme, selbst wenn Sie ans »Vollkörnige« noch nicht so gewöhnt sind. Außerdem enthält er viel pflanzliches Eiweiß und gesundes Fett – ist also alles in allem für einen gesunden Blutdruck geradezu ideal.
- Sprossen gibt es in Naturkostläden, Reformhäusern, Asienshops, Supermärkten und bei vielen Gemüsehändlern. Nehmen Sie nur Ware aus dem Kühlregal und achten Sie beim Folienbeutel darauf, dass er nicht gebläht ist. Die Sprossen nur im Kühlschrank und maximal einen Tag aufbewahren. Viele Menschen vertragen rohe Sprossen nicht so gut; deshalb sollten Sie auch für Salat oder gemischte Rohkost die Sprossen kurz blanchieren.

Sommerbrote

Für 2 Portionen
Frühstück oder Hauptmahlzeit

Zubereitungszeit 10 Minuten

400 g Tomate, Radieschen und Salatgurke gemischt • 1 kleine Gewürzgurke
1 TL grüne Pfefferkörner (frisch oder eingelegt) • 2 EL Schmant • Salz
2 große oder 4 kleine Salatblätter • 2 große Scheiben Vollkornbrot
(à etwa 60 g) • 4 hauchdünne Scheiben italienische Salami

1 Tomate, Radieschen und Gurke waschen oder schälen und fein würfeln. Die Gewürzgurke fein zerkleinern, die Pfefferkörner mit einer Gabel zerdrücken. Alles mit dem Schmant mischen und salzen.

2 Den Salat waschen und trockentupfen. Salat, Gemüsemischung und die Salamischeiben auf den Broten verteilen.

Wellness-Drink

Für 2 Portionen
zum Frühstück oder als Snack

Zubereitungszeit 5 Minuten

1 reife Nektarine • $^1/_2$ l Pflaumensaft (Flasche) • 1 EL Honig
Eventuell etwas Zitronensaft • 2 EL Jogurt • Zimt

Die Nektarine waschen, vierteln, entsteinen und mit dem Pflaumensaft pürieren. Mit dem Honig süßen und mit Zitronensaft abschmecken. Auf gekühlte Gläser verteilen, je einen Klecks Jogurt daraufsetzen und mit Zimt bestreuen.

Grießbrei mit Obst

Für 2 Portionen
süße Hauptmahlzeit

Zubereitungszeit 20 Minuten

1/2 l fettarme Milch • 1 Prise Salz • 2 EL Zucker • Etwas abgeriebene Zitronenschale (unbehandelt) • 50 g Weichweizengrieß • 300 g frisches, tiefgefrorenes oder Dosen-Obst • 1 großes, ganz frisches Ei 1/4 TL Vanillezucker

1 Die Milch mit Salz, Zucker und Zitronenschale zum Kochen bringen. Den Grieß langsam zugeben und dabei mit einem Schneebesen ständig rühren. Den Grießbrei einmal aufkochen und zugedeckt bei schwächster Hitze etwa 10 Minuten quellen lassen.

2 Inzwischen das frische Obst waschen, abtropfen lassen und zerkleinern. Tiefgefrorenes Obst antauen, Dosenobst in einem Sieb abtropfen lassen. Das Obst auf tiefen Tellern verteilen.

3 Das Ei trennen, das Eiweiß mit dem Vanillezucker steif schlagen. Den heißen Grieß zuerst kräftig mit dem Eigelb verrühren, dann den Eischnee locker unterziehen. Grießbrei auf dem Obst anrichten und sofort servieren.

Unsere Tipps

- Weichweizengrieß verwendet man für Brei, Kuchen und süße Schnitten, Hartweizengrieß für Klöße und Auflauf. Um welche Sorte es sich jeweils handelt, steht auf der Packung.
- Für den Grießbrei brauchen Sie ein ganz frisches Ei. Oder Sie mischen den heißen Grieß mit 2 bis 3 Esslöffeln Sahnejogurt und bestreuen die Portionen mit Zimtzucker.
- Zucker ist okay – aber nur in Minimengen. Das gilt auch für so genannte natürliche Süßmittel wie Honig, braunen Rohrzucker, Ahornsirup und Obstdicksaft. Gut, also unschädlich für die schlanke Linie sind alle nur, wenn man sie sparsam verwendet. Mit reinem Fruchtzucker sollten Sie überhaupt nicht süßen; nach neuen Studien scheint er verantwortlich für Übergewicht.

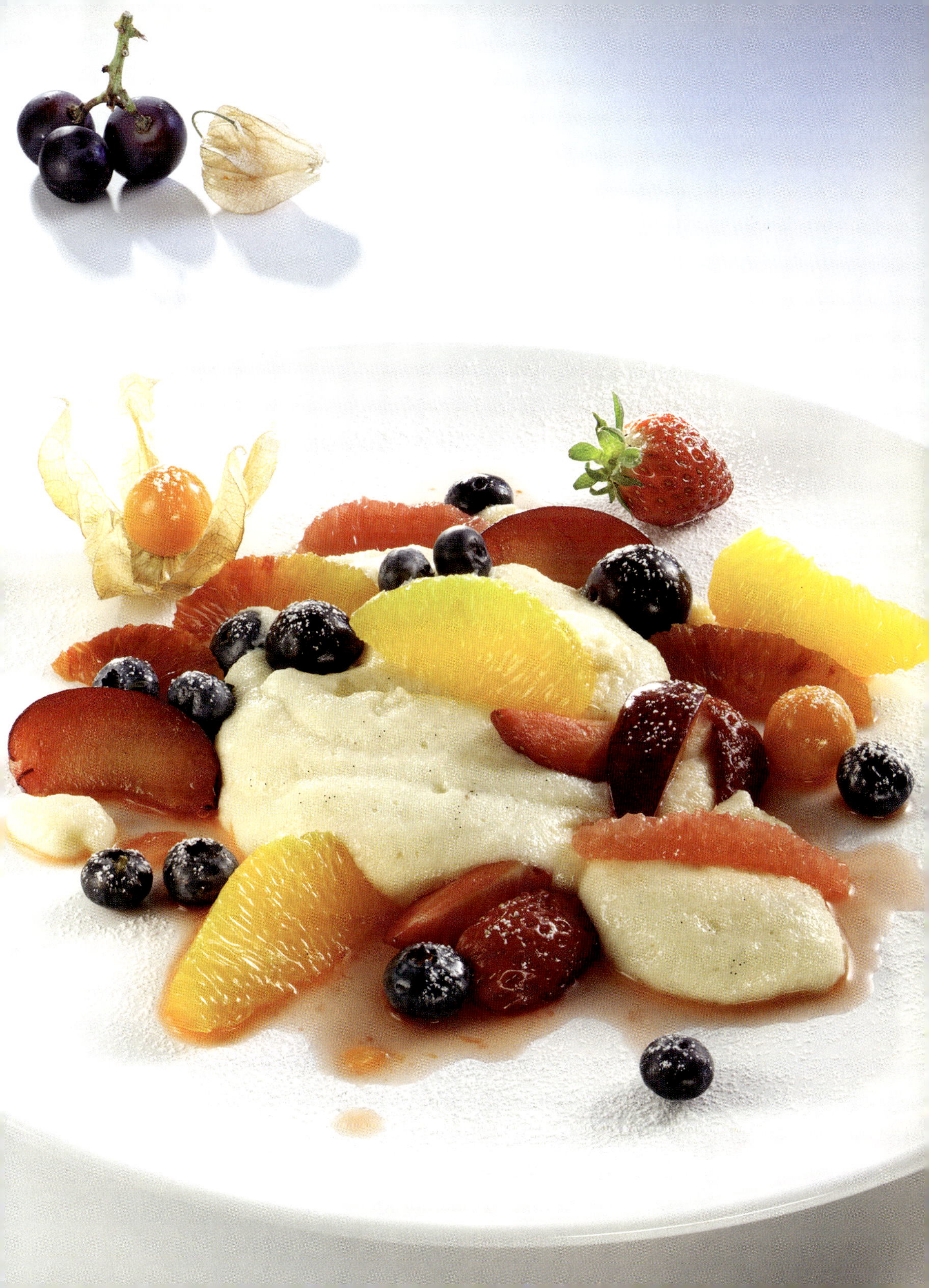

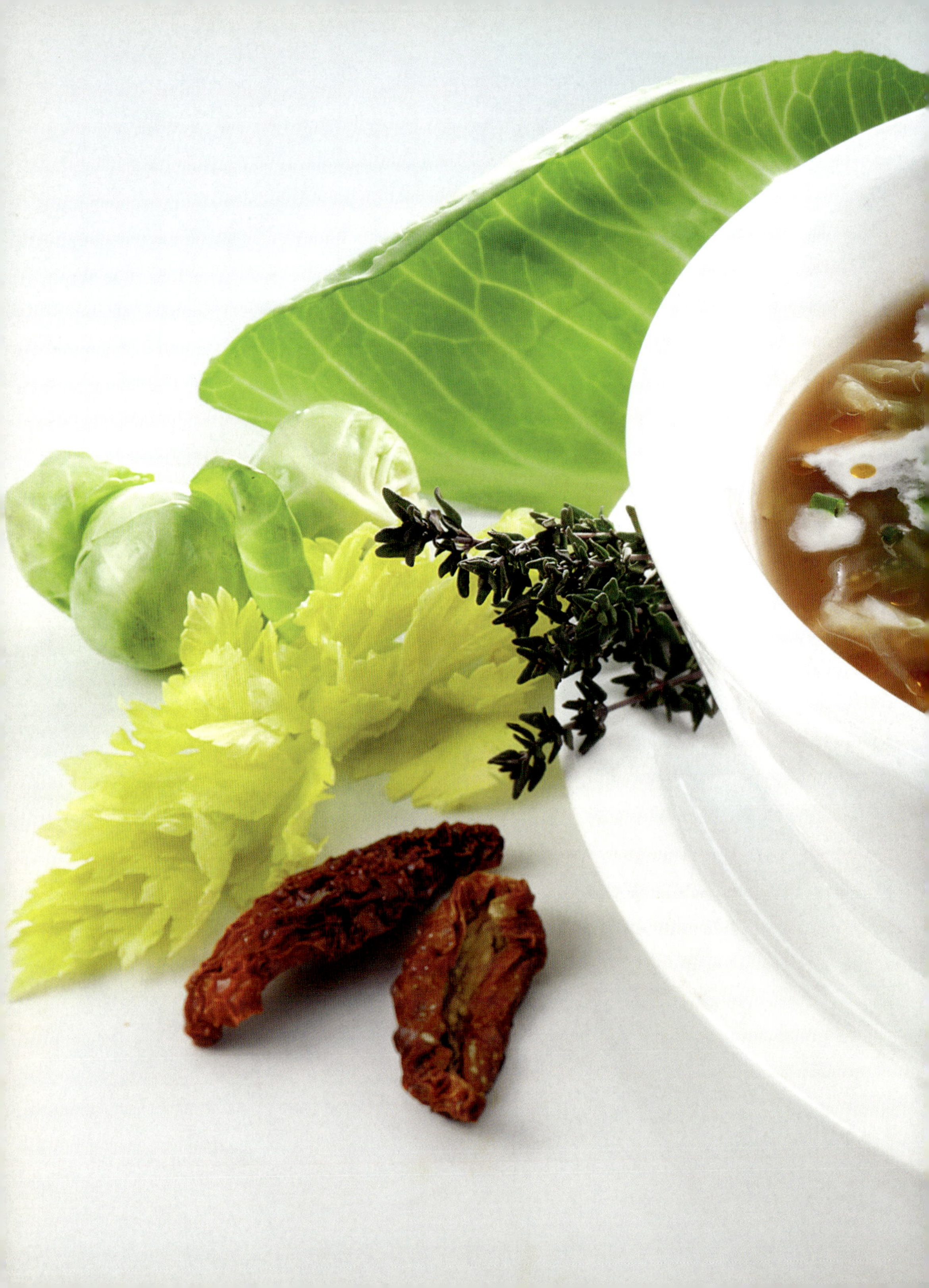

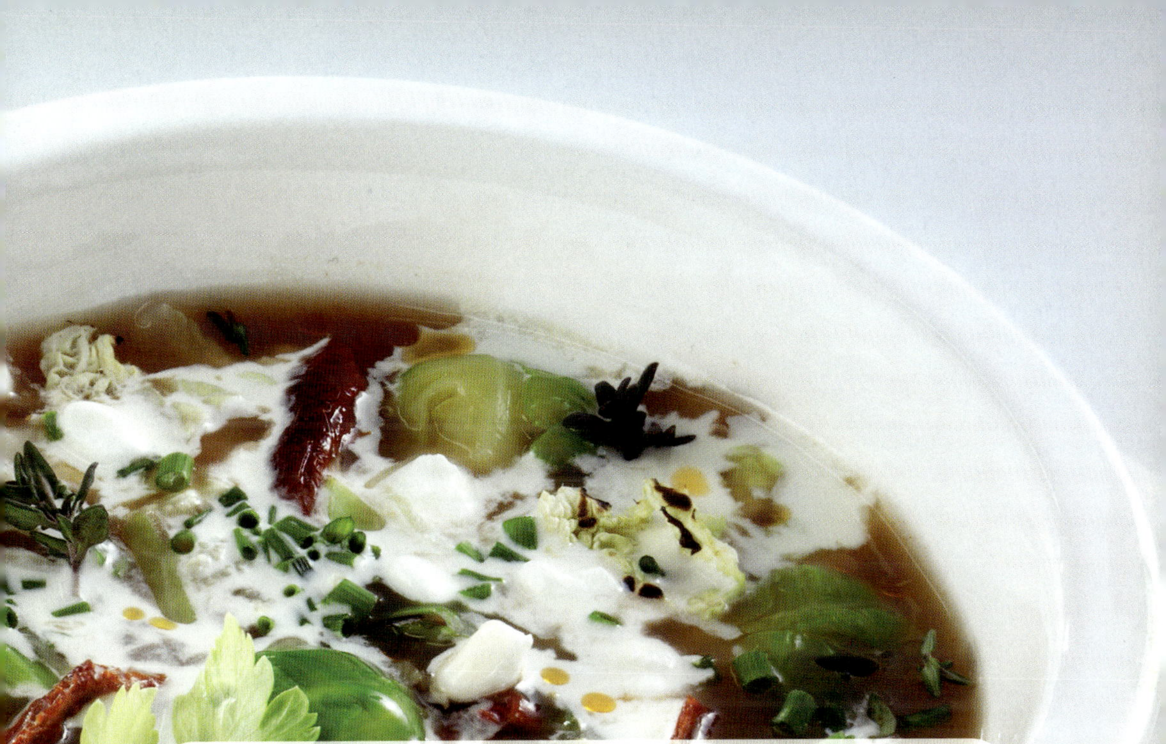

Noch mehr Power tanken

Sie wissen nun, wie viel Lebenslust richtiges Essen schenkt. Statt sich mit Wurst, Schinken, Kuchen und Schokolade träge zu machen, powern Sie mit Zaubersüppchen, Gemüse, Obst und Salat. Wie gewohnt, löffeln Sie Kohlsuppe als Hauptmahlzeit, so oft Sie mögen. Und jetzt können Sie Ihre Lieblingssuppe auch schon aus allen Kapiteln dieses Buches wählen, denn zu viele Ballaststoffe sind kein Thema mehr. Achten Sie auf Abwechslung, und lassen Sie sich auch die feinen Gerichte schmecken, die in diesem Kapitel eigens für Ihren Powerschub zusammengestellt sind.

Obstmousse mit Honig

Für 2 Portionen
Frühstück

Zubereitungszeit 10 Minuten
→ Foto rechts

2 große säuerliche Äpfel • 2 reife Bananen • 1 große Orange
1–2 TL Honig • 2 EL Schmant • 2 EL zarte Haferflocken

1 Die Äpfel waschen oder schälen, vom Kerngehäuse befreien und raspeln. Die Bananen schälen und zerdrücken. Die eine Hälfte der Orange schälen und würfeln, die andere Hälfte auspressen.

2 Obst und Saft mit dem Honig mischen und auf Schälchen verteilen. Den Schmant daraufsetzen und alles mit den Flocken bestreuen. Sofort servieren und erst beim Essen mischen.

Bunte Lachsbrötchen

Für 2 Portionen
Frühstück oder Hauptmahlzeit

Zubereitungszeit 10 Minuten

100 g Räucherlachs • 1/2 Minigurke • 1 kleine Tomate
100 g Cremequark (0,2 %) • Salz • Weißer Pfeffer aus der Mühle
1–2 TL Zitronensaft • 2 große Scheiben helles Landbrot

Lachs fein hacken. Gurke und Tomate waschen, trockentupfen und fein zerkleinern. Alles in einer Schüssel mit dem Cremequark mischen, mit Salz, Pfeffer und Zitronensaft würzen. Auf den Brotscheiben verteilen.

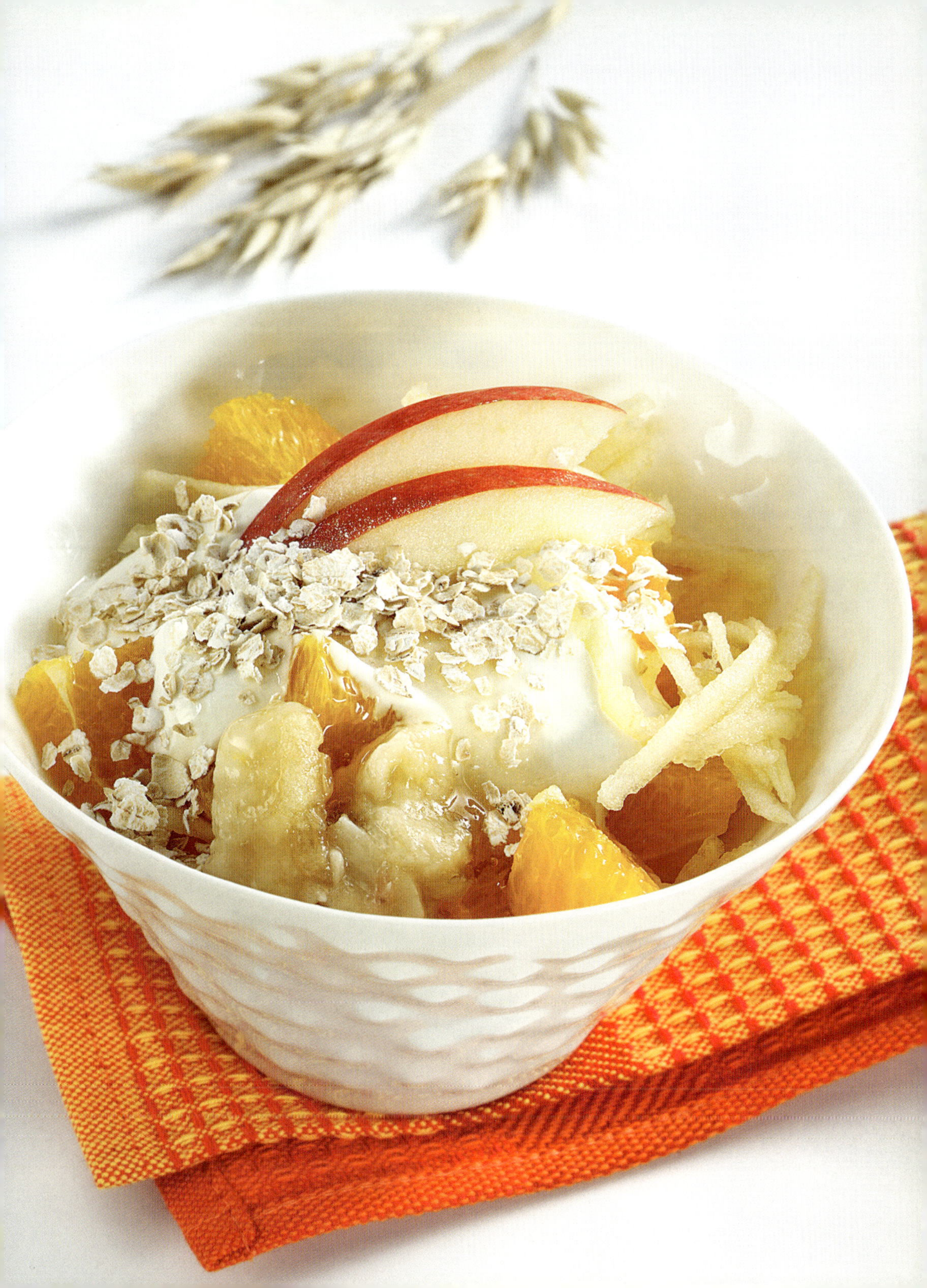

Schinkensandwich

Für 2 Portionen
Frühstück oder Hauptmahlzeit

Zubereitungszeit 10 Minuten

150 g fettarmer Frischkäse (0,2 %) • 1 EL Tomatenmark • 1/2 TL Paprikapulver edelsüß • 4 dünne Scheiben Vollkornbrot • 4 dünne Scheiben magerer gekochter Schinken • 50 g Salatgurke • 1 kleine Tomate • Salz Weißer Pfeffer aus der Mühle

1 Frischkäse mit Tomatenmark und Paprikapulver verrühren. Alle Brotscheiben dünn damit bestreichen. Den Schinken fein zerkleinern und auf zwei Brotscheiben verteilen.

2 Gurke und Tomate waschen, in dünne Scheiben schneiden, auf den Schinken legen, salzen und pfeffern. Die beiden anderen Brote darauf legen und leicht andrücken. Sandwiches diagonal halbieren.

Gemüsedrink

Für 2 Portionen
Frühstück oder Snack

Zubereitungszeit 5 Minuten

1/4 l Tomatensaft • 1/4 l Gemüsesaft • 100 g Schmant • Salz Pfeffer aus der Mühle • 2 TL Schnittlauchröllchen (frisch oder TK)

Säfte mit dem Schmant kräftig aufschlagen, salzen, pfeffern und in gekühlten Gläsern anrichten. Mit Schnittlauch bestreuen.

Bunter Salat mit Eiersauce

Für 2 Portionen
Hauptmahlzeit

Zubereitungszeit 15 Minuten

2 Eier • 3 EL Magerjogurt • 1 EL scharfer Senf • 1 TL Zitronensaft
Salz • Pfeffer aus der Mühle • 2 mittelgroße Möhren • 2 Tomaten
200 g Frisée- oder Endiviensalat • 1/2 Pck. Salatkräuter (TK)
2 Scheiben Vollkorntoastbrot • 1 EL Kapern (Glas)

1 Die Eier in etwa 8 Minuten hart kochen. Abgießen, kalt abschrecken, schälen und grob hacken. In einer Schüssel mit Jogurt, Senf, Zitronensaft, Salz und Pfeffer verrühren.

2 Die Möhren schälen und grob raspeln. Die Tomaten waschen, abtrocknen und fein würfeln, dabei die Stielansätze entfernen. Den Salat putzen, waschen und trockenschwenken. Die Blätter in feine Streifen schneiden. Alle diese Zutaten und die Kräuter locker mit der Eiersauce mischen und auf zwei Teller verteilen.

3 Die Brotscheiben knusprig braun toasten, würfeln und mit den abgetropften Kapern auf dem Salat anrichten.

Unsere Tipps

- Zur Abwechslung können Sie den Salat auch als Hauptmahlzeit mit frisch gekochtem, heißem Reis essen, wie man es in Asien gewohnt ist.
- In den weißen Blattteilen speichern Frisée, Endivie und Chicorée einen besonderen Ballaststoff: Inulin ist »Futter« für bestimmte Darmbakterien, die für eine regelmäßige Verdauung sorgen. Auch spielen sie vermutlich bei der Tumorprophylaxe eine wesentliche Rolle.
- Gemüse und Salat müssen Sie täglich essen. Der natürliche Salzgehalt in diesen Vitaminpaketen ist gerade richtig – Ihre Nieren werden es Ihnen daher danken, wenn Sie mit Kräutern würzen und Kochsalz wirklich nur in Prisen verwenden. Außerdem enthalten Pflanzen so viel Wasser, dass die Kalorien buchstäblich nicht ins Gewicht fallen. Bekanntlich wird man von Gemüse, Salat und Obst nicht dick.

Tomaten-Zucchini-Gemüse mit Hähnchen

Für 2 Portionen
Hauptmahlzeit

Zubereitungszeit 30 Minuten

2 Hähnchenkeulen • Salz • Schwarzer Pfeffer aus der Mühle • 2 EL Öl
2 große Tomaten • 2 kleine Zucchini • 3 Zweige frischer Salbei
5 EL Gemüsebrühe (instant)

1 Die Hähnchenkeulen waschen und trockentupfen. Rundherum mit Salz und Pfeffer würzen. Das Öl in einer Pfanne erhitzen. Die Hähnchenkeulen darin auf beiden Seiten bei starker Hitze kräftig braun anbraten. Zugedeckt bei schwacher Hitze in etwa 20 Minuten gar schmoren.

2 Inzwischen die Tomaten mit kochendem Wasser übergießen, abziehen, würfeln und dabei die Stielansätze entfernen. Die Zucchini waschen, abtrocknen, putzen und in dicke Stifte schneiden. Den Salbei waschen, trockentupfen, die Blättchen abzupfen und fein zerkleinern.

3 Die Hähnchenkeulen aus der Pfanne nehmen, auf zwei vorgewärmte Teller geben und warm halten. Zucchini und Salbei ins Bratfett geben und unter Rühren leicht anschwitzen. Die Tomaten darauf verteilen, mit Salz und Pfeffer würzen.

4 Die Brühe zugeben und das Gemüse zugedeckt bei starker bis mittlerer Hitze 5 Minuten schmoren. Neben den Hähnchenkeulen anrichten.

Unsere Tipps

- Essen Sie dazu Vollkornbrot (siehe unten) oder Pellkartoffeln.
- Chrom steigert die körperliche und geistige Leistungsfähigkeit. Wenn Ihre Muskeln beim Freizeitsport gefordert sind, wenn Ihr Kopf vor lauter Denken »raucht«, trägt Chrom dazu bei, dass der Blutzuckerspiegel auf dem erforderlichen Level bleibt und Sie nicht abschlaffen. Das Spurenelement steckt in Vollkornbrot und magerem Hühnerfleisch.
- Die Stielansätze von Tomaten sind nicht »giftig«; man entfernt sie nur, weil sie beim Garen hart bleiben.

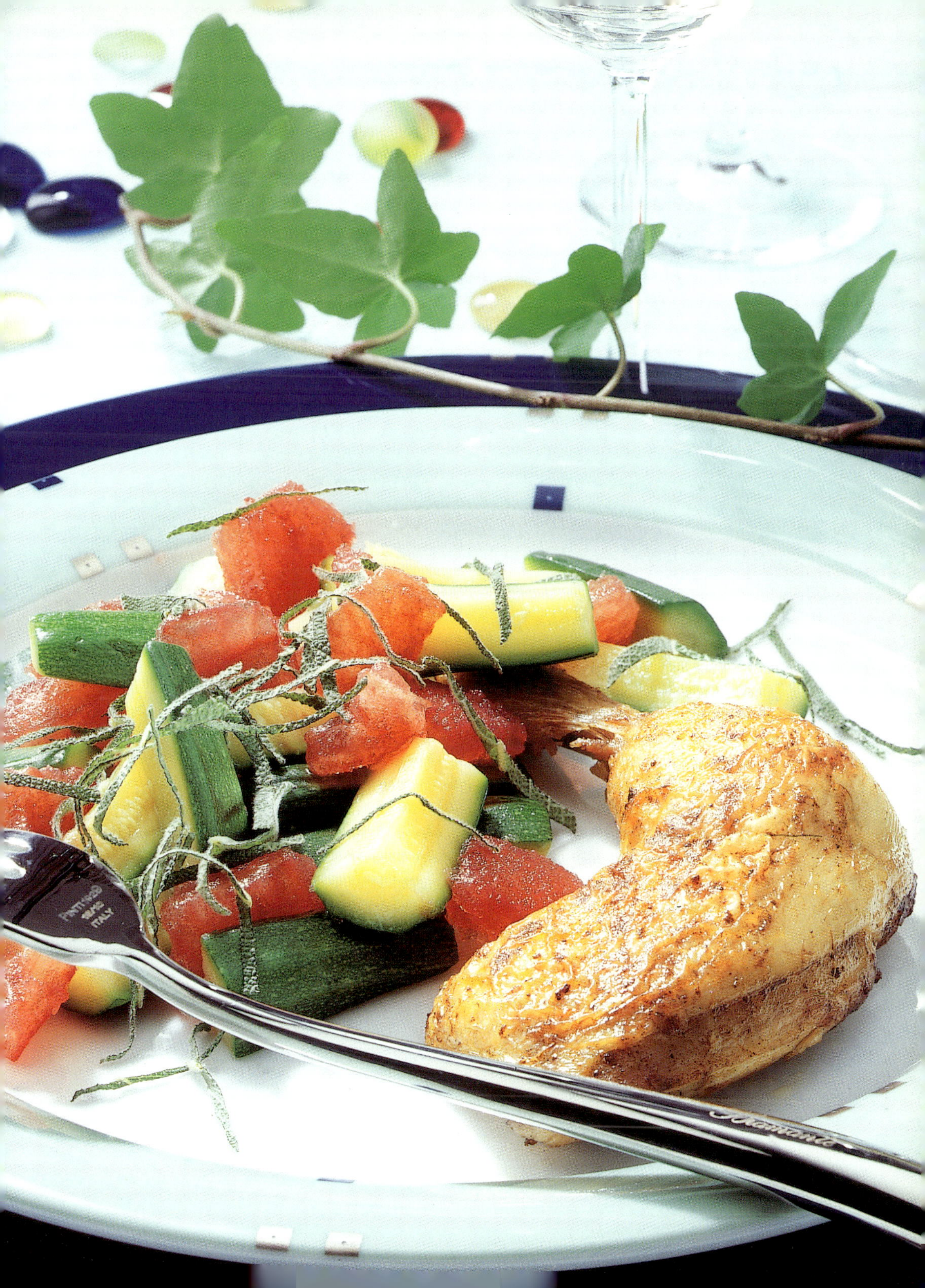

Allerlei-Kohlsuppe

Für 3 Hauptmahlzeiten
à 2 Portionen

Zubereitungszeit 1. Mahlzeit 45 Minuten
2. Mahlzeit 15 Minuten
3. Mahlzeit 10 Minuten
→ Foto Seite 70/71

Für die 1. Mahlzeit: 1 kleiner Weißkohl (etwa 500 g) • 1 kleiner Kopf Chinakohl (etwa 400 g) • 2 Stangen Staudensellerie mit Grün
4 getrocknete Tomaten • 1 große Zwiebel • 2 Knoblauchzehen
1 EL Rapsöl • 3 EL Sahne • Cayennepfeffer

Für die 2. Mahlzeit: 200 g Rosenkohl (frisch oder TK) • 1–2 TL getrockneter Thymian • 2 EL körniger Frischkäse • 2 EL Schnittlauchröllchen

Für die 3. Mahlzeit: 1 mittelgroßer Kohlrabi (etwa 300 g)
3 Frühlingszwiebeln • 20 g Schabziger Butter (→ Tipp Seite 54) oder Kräuterbutter

Außerdem: 2 Flaschen natriumarmes Tafelwasser ohne Kohlensäure (je 1,5 l)
Gemüsebrühe-Extrakt • Weißer Pfeffer aus der Mühle • Salz • Muskat

1 Für die erste Mahlzeit den Weißkohl vierteln, die äußeren welken Blätter und den Strunk entfernen. Die Kohlviertel waschen und fein schneiden oder hobeln. Den Chinakohl putzen und kalt abspülen. Von der Spitze beginnend fingerbreit »nudelig« schneiden und noch grob zerkleinern. Nur ganz dicke Rippenstücke entfernen. Die Selleriestangen waschen, das Grün abschneiden, hacken und zum Bestreuen beiseite legen. Die Stangen schräg in fingerbreite Stücke schneiden. Die Tomaten in Streifen schneiden.

2 Zwiebel und Knoblauch schälen und fein zerkleinern. Öl erhitzen, darin Zwiebeln und Knoblauch glasig dünsten. Weißkohl, Chinakohl, Sellerie und Tomaten zugeben und unter Rühren anbraten. 1 Flasche Tafelwasser zugießen und aufkochen. Mit Gemüsebrühe-Extrakt, Pfeffer, Salz und Muskat würzen und zugedeckt bei schwacher Hitze etwa 20 Minuten garen, bis der Kohl weich ist.

3 Die Sahne einrühren und die Suppe mit Cayennepfeffer würzen. Zwei Portionen Suppe auf Teller verteilen und mit dem Selleriegrün bestreuen. Den Rest der Suppe zugedeckt für die zweite Mahlzeit kühl stellen.

4 Für die zweite Mahlzeit den Rest der Suppe erhitzen, $1/2$ Flasche Tafelwasser zugießen und aufkochen. Rosenkohl und Thymian zugeben, mit Gemüsebrühe-Extrakt, Salz und Pfeffer abschmecken und einmal kräftig aufkochen. Zugedeckt bei schwacher Hitze etwa 10 Minuten garen, bis der Rosenkohl weich ist.

5 Zwei Portionen Suppe in Teller geben, den Frischkäse darauf verteilen und mit dem Schnittlauch bestreuen. Den Rest der Suppe zugedeckt für die dritte Mahlzeit kühl stellen.

6 Für die dritte Mahlzeit den Kohlrabi schälen, waschen, vierteln und in dünne Scheiben schneiden. Den Rest der Suppe mit dem restlichen Tafelwasser aufkochen, Kohlrabi zugeben, aufkochen und in 5 Minuten bissfest garen.

7 Die Frühlingszwiebeln putzen, waschen und mit dem Grün in feine Röllchen schneiden. Die Schabziger bzw. Kräuterbutter in einer kleinen Pfanne erhitzen und die Zwiebelröllchen darin bei schwacher Hitze unter Rühren etwa 2 Minuten braten, bis sie intensiv grün sind.

8 Die Suppe mit Salz, Pfeffer und Muskat abschmecken, auf Teller verteilen und die Zwiebelröllchen mit der Bratbutter darauf anrichten.

Unsere Tipps

- Sellerie gibt's häufig bei »Kohlsuppe und mehr«, denn Kraut und Stiele von Staudensellerie, die Wurzel vom Knollensellerie und die Früchte vom Schnittsellerie regen den Stoffwechsel an und wirken wassertreibend. Nach amerikanischen Studien enthalten Selleriestangen so genannte Phthalide als beruhigende Substanz.
- Die Qualität von Chinakohl erkennen Sie an den Blättern: Je nach Sorte sind sie außen gelb- bis dunkelgrün, innen gelb bis goldgelb. Sie sollten bis zu den Spitzen hin saftig mit zarten, fleischigen Blattrippen sein. Schwarze Schlieren am Ansatz der Blattrippen können auf längere Lagerung bei zu hoher Temperatur hinweisen.
- An der Sonne getrocknete Flaschentomaten gibt es abgefüllt in Tüten oder mit Öl in Gläsern: Sie sind sehr würzig und aromatisch und eignen sich für Brotaufstriche, Suppen und Nudelsaucen.

Räucherfischsalat

Für 2 Portionen
Hauptmahlzeit

Zubereitungszeit 15 Minuten
→ Foto rechts

2 Stangen Staudensellerie • 1 rote Zwiebel • 2 EL Mixed Pickles (Glas)
$^1/_2$ Pck. Salatkräuter (TK) • 2 EL Zitronensaft • 1 EL Olivenöl • Salz
100 g Räucherfisch (ohne Haut und Gräten) • Weißer Pfeffer aus der Mühle

1 Selleriestangen waschen und quer zu den Fasern in feine Streifen schneiden. Zwiebel schälen und in dünne Ringe schneiden. Mixed Pickles eventuell zerkleinern.

2 Alles in einer Schüssel mit Kräutern, 1 Esslöffel Zitronensaft und Öl mischen. Leicht salzen und auf Teller verteilen. Den Fisch in Stücken darauf anrichten und mit dem restlichen Zitronensaft beträufeln. Alles mit grobem Pfeffer bestreuen.

Cappuccino-Eisdrink

Für 2 Portionen
Snack

Zubereitungszeit 5 Minuten

100 g Vanilleeis • 1 EL Cappuccino-Pulver • 250 g Buttermilch • Zimt

Das Eis mit Cappuccino-Pulver und Buttermilch im Mixer kräftig aufschlagen. Den Drink in gekühlten Gläsern verteilen, mit dem Zimt bestreuen und sofort servieren.

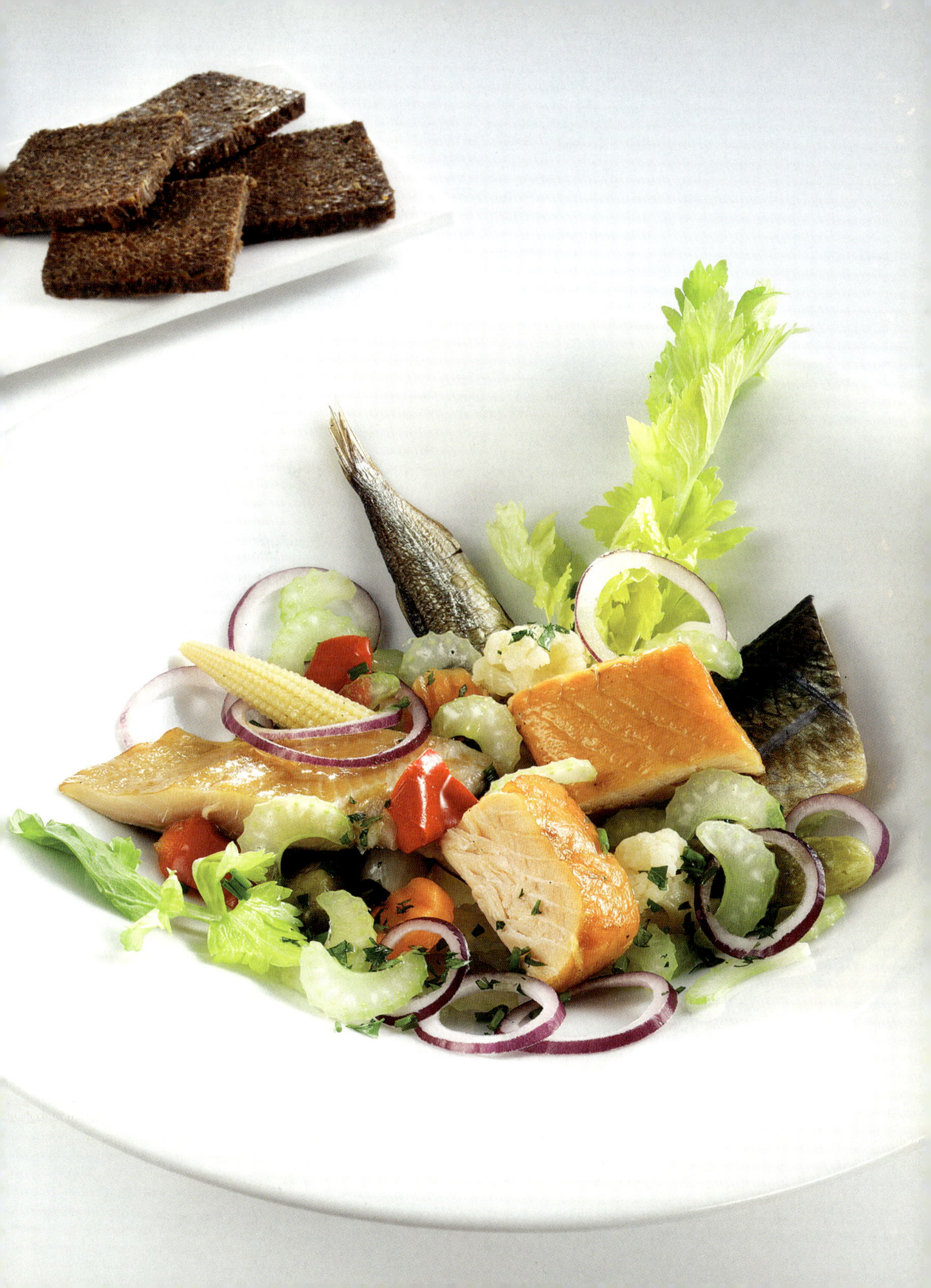

Gebratenes Mozzarellabrot

Für 2 Portionen
Frühstück oder Hauptmahlzeit

Zubereitungszeit 10 Minuten
+ 15 Minuten Backzeit

2 große Scheiben helles Landbrot • 2 EL Tomatenstücke (Dose)
1 EL Chili-Ketchup • 1 EL Kapern • 1 EL italienische Kräuter (TK) • Salz
125 g Mozzarella • 1 TL Öl • Schwarzer Pfeffer aus der Mühle

1 Die Brote leicht toasten. Tomaten mit Chili-Ketchup, Kapern und Kräutern mischen und auf den Broten verteilen. Salzen.

2 Den Mozzarella abtropfen lassen, in dünne Scheiben schneiden und auf die Brote legen. Das Öl in einer großen beschichteten Pfanne erhitzen und die Brote darin zugedeckt bei mittlerer bis schwacher Hitze etwa 15 Minuten backen, bis der Mozzarella zerlaufen ist. Mit grobem Pfeffer bestreuen und sofort servieren, solange der Käse noch weich ist.

Unsere Tipps

- Servieren Sie das Mozzarellabrot zum Frühstück mit einem süßen Drink oder als Hauptmahlzeit mit Blatt-, Gurken- oder Tomatensalat.
- Wer einen Tischgrill hat, kann die Brote darin backen und spart das Öl.
- Als Variante 2 Ecken Kräuterschmelzkäse mit 1 zerdrückten Knoblauchzehe, 1 Esslöffel Schmant und reichlich Paprikapulver vermischen und auf 2 Roggenbrotscheiben streichen.
- Bewegung hält uns fit, und deshalb sollten wir jeden Tag mindestens einmal eine halbe Stunde an die frische Luft – am besten vor dem Frühstück und/oder dem Abendessen. Im Winter kann man joggen oder nordicwalken, im Sommer Fahrrad fahren oder ins Freibad zum Schwimmen gehen. Wenn Sie dabei ordentlich ins Schwitzen kommen, um so besser: Bei körperlicher Aktivität braucht der Körper mehr Sauerstoff. Und das kurbelt den Stoffwechsel an. Bei kräftiger Bewegung hat man auch weniger Appetit – wichtig für alle, die mit der Kohlsuppe noch ein paar Pfund mehr abnehmen wollen. Nach Ihrem Morgenlauf reicht Ihnen vermutlich sogar ein Drink, so dass Sie Müsli oder das gebratene Mozzarellabrot gar nicht zum Frühstück brauchen, sondern auf Mittag verschieben können.

Maisauflauf mit Nudeln

Für 2 Portionen
Hauptmahlzeit

Zubereitungszeit 10 Minuten
+ 20 Minuten Backzeit

150 g feine Suppennudeln • Salz • 1 EL Crème fraîche
100 g Tomatenstücke (Dose) • 1 kleine Dose Gemüsemais (etwa 240 g)
2 EL geriebener Glarner Schabziger (→ Tipp Seite 54) oder Parmesan
Weißer Pfeffer aus der Mühle • 1/2 Pck. italienische Kräuter (TK)
2 EL geriebener Emmentaler

1 Den Backofen auf 250 °C (Umluft 220 °C, Gas Stufe 5) vorheizen. Die Suppennudeln in reichlich Salzwasser 2 Minuten kochen. Abgießen und kurz abtropfen lassen. Mit der Crème fraîche und den Tomaten mischen.

2 Den Mais in ein Sieb geben, kalt abspülen und abtropfen lassen. Zusammen mit dem Schabziger, Salz, reichlich Pfeffer und den Kräutern zu den Nudeln geben und mischen.

3 Nudeln in eine Auflaufform geben und mit dem Emmentaler bestreuen. Auflauf im heißen Backofen auf der unteren Schiene in etwa 20 Minuten braun und knusprig backen.

Unsere Tipps

- Bereiten Sie Aufläufe und Gratins mit würzigem fettarmem und ein wenig zart schmelzendem Käse wie Emmentaler oder Mozzarella zu. Fett-Schwergewichte mit reichlich Sahne und Eiern oder dunkle Käsekrusten sollten Sie meiden.
- Bei »Kohlsuppe und mehr« essen Sie vorwiegend vegetarisch. Und das hat gute Gründe: Fleisch, Wurst, Schinken, auch Kuchen und Schokolade liefern ordentlich Fett, den »Brennstoff« Nummer eins im Organismus. Viel besser sind Brot und Nudeln, Reis und Kartoffeln, Obst und Salat, Gemüse und Hülsenfrüchte. Diese stärkehaltigen Lebensmittel sorgen für einen ausgeglichenen Blutzuckerspiegel und pflegen die Verdauungsorgane Milz, Leber und Galle. Außerdem enthalten pflanzliche Lebensmittel meist sehr viel Flüssigkeit, aber nur wenig Energie.

Blumenkohlsuppe mit Ei

Für 2 Hauptmahlzeiten
à 2 Portionen

Zubereitungszeit 1. Mahlzeit 25 Minuten
2. Mahlzeit 15 Minuten

Für die 1. Mahlzeit: 1 Ei • 2 mittelgroße, mehlige Kartoffeln • 1 Blumenkohl (etwa 600 g) • 1 Zwiebel • 1 Knoblauchzehe • 1 EL Rapsöl • 1 EL Butter
1 EL Semmelbrösel • 1 EL Petersilie (frisch oder TK)
Für die 2. Mahlzeit: 150 g Erbsen und Möhren (TK) • 1 EL italienische Kräuter (TK)
Außerdem: 1 Flasche natriumarmes Tafelwasser ohne Kohlensäure (1,5 l)
Gemüsebrühe-Extrakt • Salz • Weißer Pfeffer aus der Mühle • Muskat
Abgeriebene Zitronenschale (unbehandelt)

1 Das Ei in etwa 10 Minuten hart kochen. Kartoffeln schälen, waschen und klein würfeln. Blumenkohl putzen, in Röschen teilen und waschen. Zwiebel und Knoblauch schälen und fein hacken. Das Öl erhitzen, darin Zwiebeln und Knoblauch bei schwacher Hitze glasig dünsten. Kartoffeln und Blumenkohl zugeben, das Tafelwasser zugießen und aufkochen.

2 Suppe mit Gemüsebrühe-Extrakt, Salz, Pfeffer und Muskat würzen. Zugedeckt bei schwacher Hitze 10 Minuten garen, bis Kartoffeln und Blumenkohl weich sind.

3 Butter in einer kleinen Pfanne erhitzen, die Semmelbrösel darin bei mittlerer Hitze unter Rühren hellbraun rösten. Muskat und Zitronenschale untermischen. Das gekochte Ei schälen und hacken.

4 Zwei Portionen Suppe in Teller geben. Semmelbrösel, Ei und Petersilie darauf verteilen. Den Rest der Suppe zugedeckt für die zweite Mahlzeit kühl stellen.

5 Für die zweite Mahlzeit Kartoffeln und Blumenkohl in der Suppe mit dem Kartoffelstampfer grob zerdrücken. Die Suppe aufkochen, Erbsen und Möhren gefroren zugeben und in etwa 10 Minuten weich garen. Die Suppe mit Gemüsebrühe-Extrakt, Salz, Pfeffer und Zitronenschale abschmecken und mit den Kräutern bestreut servieren.

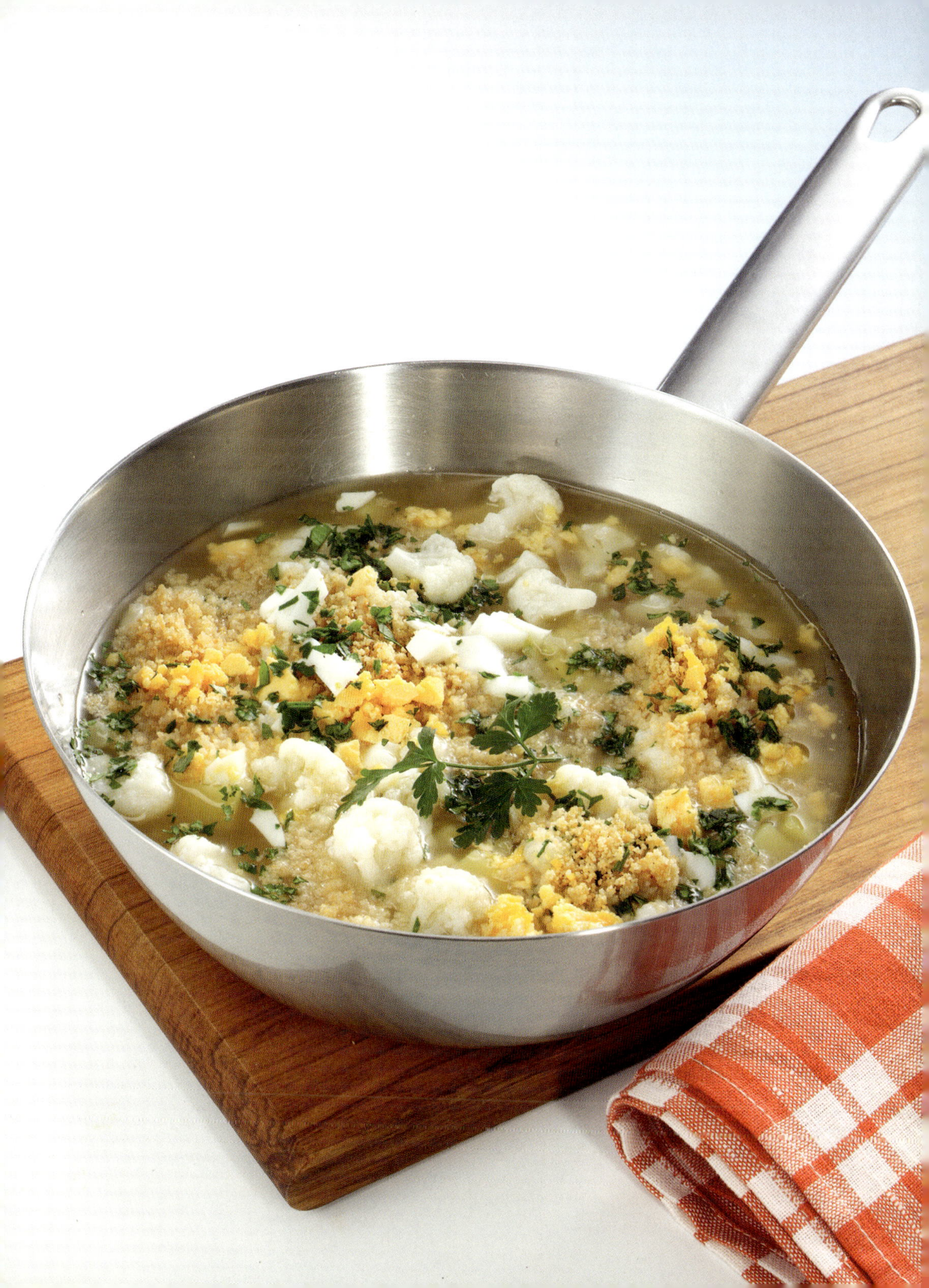

Gebratener Reis mit Ananas

Für 2 Portionen
Hauptmahlzeit

Zubereitungszeit 30 Minuten

100 g Langkornreis • Salz • 100 g Rinderhüftsteak • 2 Knoblauchzehen
6 EL Gemüsebrühe (instant) • 1 TL Sambal oelek (→ Tipp) • 2 EL Sojasauce
1 dicke Scheibe frische Ananas • 2 kleine Tomaten • 4 Weißkohlblätter
2 EL Erdnussöl • 2 EL geröstete Zwiebeln (Fertigprodukt)

1 Den Reis in Salzwasser nach Packungsanweisung garen.

2 Inzwischen das Fleisch trockentupfen und in Streifen schneiden. Den Knoblauch schälen und zerdrücken, mit Brühe, Sambal oelek und Sojasauce verrühren. Die Ananas in kleine Stücke schneiden. Die Tomaten überbrühen, abziehen und in Scheiben schneiden, dabei die Stielansätze entfernen. Die dicken Rippen der Kohlblätter herausschneiden, die Blätter in feine Streifen schneiden.

3 Das Öl in einer großen beschichteten Pfanne oder im Wok erhitzen. Das Fleisch darin unter Rühren bei starker bis mittlerer Hitze kräftig braun anbraten. Aus der Pfanne nehmen.

4 Kohlstreifen und Ananas in die Pfanne geben und unter Rühren anrösten. Die Brühemischung zufügen und alles zugedeckt bei mittlerer Hitze etwa 5 Minuten schmoren, bis der Kohl bissfest ist. Reis, Fleisch und Tomaten untermischen und nur erhitzen. Auf einer Platte anrichten. Mit den gerösteten Zwiebeln garnieren.

Unsere Tipps

- Scharfes Sambal oelek und helle Sojasauce bekommen Sie in vielen Supermärkten im Feinkost- oder Asienregal. Von beiden Produkten nimmt man nur kleine Mengen, weil sie kräftige Würze geben. Mit Salz und Pfeffer sollten Sie dann nur vorsichtig abschmecken.
- Ananas aus der Dose ist für das Gericht zu süß. Wenn Sie keine frische Frucht bekommen, nehmen Sie feste Kiwis.

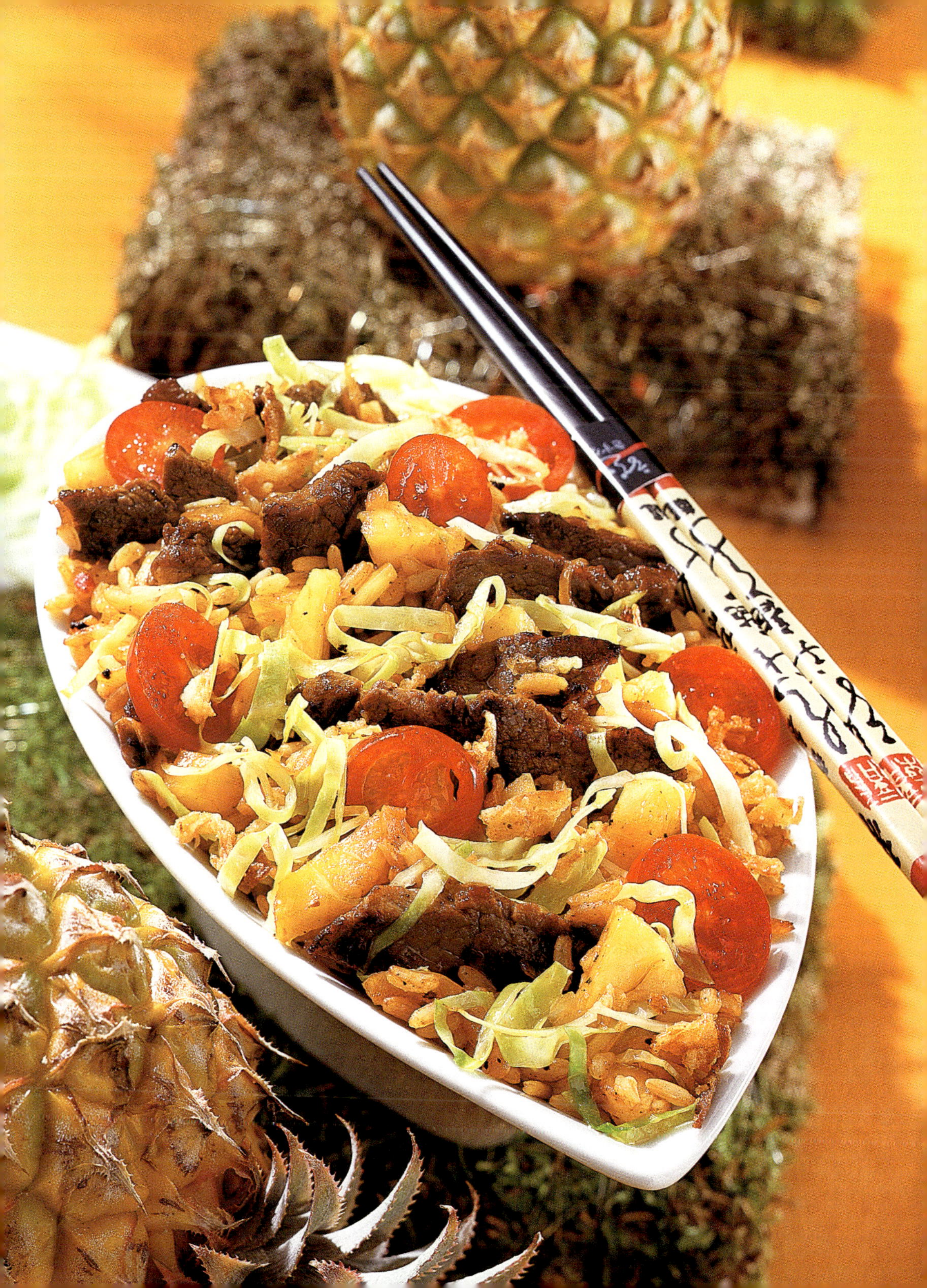

Gefüllte Tomaten

Für 2 Portionen
Hauptmahlzeit

Zubereitungszeit 20 Minuten
+ 30 Minuten Backzeit

2 Fleischtomaten (je etwa 250 g) • Salz • Weißer Pfeffer aus der Mühle 2 EL italienische Kräuter (TK) • 1 kleine Dose weiße Riesenbohnen (etwa 400 g) • 1 Knoblauchzehe • 3 getrocknete Tomaten • 2 Scheiben Vollkorntoast • 2 El Olivenöl • 1 EL Kapern • 2 EL Reibekäse • 1 EL Schmant

1 Den Backofen auf 200 °C (Umluft 180 °C, Gas Stufe 4) vorheizen. Die Tomaten waschen, abtrocknen und quer halbieren. Kerne und Flüssigkeit herausholen und in eine Gratinform geben. Kräftig mit Salz und Pfeffer würzen. Die Tomaten ebenfalls innen mit Salz und Pfeffer würzen, mit den Kräutern ausstreuen und in die Form setzen.

2 Die Bohnen in ein Sieb geben, kalt abspülen und abtropfen lassen. Den Knoblauch schälen und zerdrücken. Die getrockneten Tomaten in dünne Streifen schneiden.

3 Die Brotscheiben klein würfeln. Das Öl erhitzen, darin das Brot bei schwacher Hitze rundherum knusprig rösten. In einer Schüssel mit Bohnen, getrockneten Tomaten, Knoblauch, Kapern, 1 Esslöffel Käse und dem Schmant mischen. Mit Salz und Pfeffer würzen. Die Tomaten damit füllen, den Rest in der Form verteilen.

4 Die Tomaten mit dem restlichen Käse bestreuen und im heißen Ofen etwa 30 Minuten backen, bis sie weich und leicht gebräunt sind.

Unser Tipp

Die Rezepte bei »Kohlsuppe und mehr« sind so aufgebaut, dass Sie alle Nährstoffe, Vitamine und Mineralstoffe in ausreichender Menge bekommen. Ausnahme ist Folsäure: Während der Schwangerschaft und Stillzeit ist der Bedarf höher, da muss man gewöhnlich mit einem Präparat nachhelfen. Doch Diät – egal, welcher Art, und sei sie noch so schonend – ist in dieser Lebensphase ohnehin nicht geeignet.

Fenchel mit Shrimps in Kokosmilch

Für 2 Portionen
Hauptmahlzeit

Zubereitungszeit 25 Minuten

1 Zwiebel • 2 kleine Fenchelknollen mit Grün • 3 Tomaten • 1 EL Öl
100 g Kokosmilch (Dose; → Tipp) • 200 g Tiefseekrabben (Shrimps) • Salz
Weißer Pfeffer aus der Mühle

1 Die Zwiebel schälen und fein zerkleinern. Das Fenchelgrün abschneiden, waschen, trockentupfen und fein hacken. Die Knollen der Länge nach halbieren, den Strunk herausschneiden, die Hälften waschen und längs noch einmal halbieren. Die Stücke quer in dünne Scheiben schneiden. Die Tomaten überbrühen, abziehen und in kleine Würfel schneiden, dabei die Stielansätze entfernen.

2 Das Öl in einem breiten Topf erhitzen. Zwiebeln und Fenchel darin bei schwacher Hitze anbraten, bis die Zwiebeln glasig sind. Die Kokosmilch untermischen.

3 Krabben und Tomaten auf dem Gemüse verteilen. Alles kräftig mit Salz und Pfeffer würzen und zugedeckt bei mittlerer Hitze etwa 6 Minuten garen. Dann locker mischen, mit dem Fenchelgrün bestreuen und sofort servieren.

Unsere Tipps

- Dazu gibt es frisch gegarten weißen oder Naturreis.
- Kokosmilch brauchen Sie auch für Asiatische Kohlsuppe und Pute mit Litschis (→ Rezepte Seite 58 und 119).
- Verwechseln Sie die Kokosmilch nicht mit der klaren Flüssigkeit in der frischen Nuss – übrigens ein wunderbarer Durststiller. Die Kokosmilch zum Kochen wird aus dem zerkleinerten, mit Wasser vermischten und ausgepressten Fleisch der Kokosnuss hergestellt. Wie bei Olivenöl ist die dickflüssige Milch aus der »ersten Pressung« die beste. Sie ist im Tetrapack und in der Dose erhältlich.
- Praktisch für die Vorratshaltung ist auch Kokospulver in der Tüte, das mit Wasser oder Milch angerührt wird – die Anleitung steht auf der Packung.

Sauerkrautsuppe

Für 3 Hauptmahlzeiten à 2 Portionen

Zubereitungszeit 1. Mahlzeit 15 Minuten + 45 Minuten Garzeit • 2. Mahlzeit 20 Minuten 3. Mahlzeit 10 Minuten

Für die 1. Mahlzeit: 1 große Zwiebel • 1 Knoblauchzehe • 800 g Sauerkraut 1 große mehlig kochende Kartoffel • 1 EL Olivenöl • 1 EL Paprikapulver edelsüß • 1 TL Kümmelkörner • 1 Lorbeerblatt • 1 Pck. Suppengrün (TK) 2 EL Schmant • 1 EL Apfelmus

Für die 2. Mahlzeit: 2 vorwiegend festkochende Kartoffeln • 2 EL Olivenöl 2 EL saure Sahne • 2 EL Schnittlauchröllchen

Für die 3. Mahlzeit: 100 g fettarme Fleischwurst (10 %) • 1 EL gehackte Petersilie (TK)

Außerdem: 2 Flaschen natriumarmes Tafelwasser ohne Kohlensäure (je 1,5 l) • Gemüsebrühe-Extrakt • Salz (→ Tipp) • Weißer Pfeffer aus der Mühle • Muskat

1 Für die erste Mahlzeit die Zwiebel und den Knoblauch schälen und fein zerkleinern. Das Sauerkraut ausdrücken und mit einer Küchenschere grob zerschneiden. Die Kartoffel schälen, waschen und klein würfeln.

2 Das Öl in einem Topf erhitzen, Zwiebeln und Knoblauch darin bei schwacher Hitze glasig dünsten. Sauerkraut und Kartoffeln zugeben und unter Rühren etwa 1 Minute schmoren.

3 Paprikapulver, Kümmel, Lorbeerblatt und Suppengrün zugeben, 1 Flasche Tafelwasser zugießen. Die Suppe mit Gemüsebrühe-Extrakt und Salz würzen, aufkochen und zugedeckt bei schwacher Hitze 45 Minuten garen.

4 Zwei Portionen Suppe auf Tellern verteilen. Den Schmant mit dem Apfelmus mischen und auf die Suppenportionen setzen. Mit Paprikapulver bestreuen. Den Rest der Suppe zugedeckt für die zweite Mahlzeit kühl stellen.

5 Für die zweite Mahlzeit die Kartoffeln schälen, waschen und klein würfeln. In einer Pfanne das Olivenöl erhitzen, darin die Kartoffeln kräftig braun anbraten und zugedeckt bei schwacher Hitze in etwa 10 Minuten weich braten.

6 Den Rest der Suppe erhitzen, 1/2 Flasche Tafelwasser zugießen und aufkochen. Mit Gemüsebrühe-Extrakt, Salz und Pfeffer abschmecken. Die saure Sahne mit dem Schnittlauch verrühren.

7 Die gebratenen Kartoffeln in zwei Suppenteller geben. Zwei Portionen Suppe darauf verteilen, die Schnittlauchsahne daraufsetzen. Den Rest der Suppe zugedeckt für die dritte Mahlzeit kühl stellen.

8 Für die dritte Mahlzeit den Rest der Suppe erhitzen, das restliche Tafelwasser zugießen, mit Gemüsebrühe-Extrakt abschmecken und aufkochen. Die Wurst abziehen, würfeln und in der Suppe heiß werden lassen. Die Suppe auf Teller verteilen und mit der Petersilie bestreuen.

Unsere Tipps

- Sauerkraut brauchen wir gerade im Winter als wichtigen Vitamin-C-Spender: Selbst beim mehrmaligen Aufwärmen der Suppe verringert sich der Gehalt an diesem Infekt-Abwehr-Vitamin kaum. Wird es regelmäßig gegessen, hält das saure Kraut außerdem unseren Darm gesund, pflegt die nützliche Bakterienflora darin, schützt vor Krebserregern und regt die Verdauung an.
- Am besten ist das frische Kraut, das Sie offen in Metzgereien, Reformhäusern und Naturkostläden bekommen.
- Olivenöl finden Sie häufig in diesem Buch; es gehört zu den traditionsreichsten und gesündesten Ölsorten, weil es zum größten Teil aus Ölsäure besteht. Die sorgt für gesunde Blutgefäße, ein starkes Herz und einen ausgewogenen Cholesterinspiegel. Charakteristische Aromastoffe in Olivenöl wirken gegen Entzündungen und senken das Thromboserisiko. Vielleicht bietet das »heilige Öl« sogar Schutz vor Brustkrebs und Tumoren im Magen- und Darmbereich. Sicher aber ist inzwischen, dass Olivenöl – wie Tomaten – freie Radikale abfängt und so die körpereigene Abwehr stabilisiert. Noch ein praktischer Vorteil bei Olivenöl: Die Fettsäuren bleiben beim Erhitzen stabil.
- Verwenden Sie bei »Kohlsuppe und mehr« immer wieder Meersalz mit weiteren Mineralstoffen wie Jod, Kalium und Kalzium. Man bekommt es weiß gebleicht und naturfarben grau, auch mit Algen versetzt, die den Jodgehalt erhöhen, allerdings auch den Meeresgeschmack verstärken.

Spargel mit Sahnekartoffeln

Für 2 Portionen
Hauptmahlzeit

Zubereitungszeit 30 Minuten

500 g vorwiegend festkochende Kartoffeln • 1 kleine Zwiebel • 1 gestr. EL Butter • 200 ml Gemüsebrühe (instant) • 300 g grüner und weißer Spargel • 3 EL Kaffeesahne • 1 TL scharfer Senf • Salz • Weißer Pfeffer aus der Mühle • 2 EL gehackter Dill (frisch oder TK)

1 Die Kartoffeln schälen, waschen und in Scheiben schneiden. Die Zwiebel schälen, fein zerkleinern. Die Butter erhitzen und darin die Zwiebeln bei schwacher Hitze andünsten. Kartoffeln zufügen, die Brühe zugeben, aufkochen und die Kartoffeln zugedeckt bei mittlerer bis schwacher Hitze 10 Minuten garen.

2 Inzwischen den Spargel waschen, schälen und die holzigen Enden abschneiden. Spargel in etwa fingerbreite Stücke schneiden, zu den Kartoffeln geben, aufkochen und alles in knapp 10 Minuten bissfest garen.

3 Kaffeesahne und Senf zugeben, vorsichtig untermischen und alles noch einmal erhitzen. Mit Salz und Pfeffer würzen und mit dem Dill bestreut servieren.

Unsere Tipps

- Statt Spargel schmecken auch Kohlrabi- oder Zucchinistifte, Möhrenscheiben oder Blumenkohlröschen.
- Gehen Sie ruhig verschwenderisch mit Kräutern um, sie sind sehr gesund. Dill zum Beispiel gehört zu den Vitamin-C-reichen Kräutern, regt die Verdauung an und beruhigt die Nerven – das altsächsische Wort »dilla« bedeutet »einlullen«. Schnittlauch, der auch gut zum Spargel passt, enthält viel Magnesium. Außerdem liefert er Beta-Carotin und Vitamin E, die als Schutz vor Krebs erzeugenden Substanzen gelten.
- Die meisten Kräuter gibt es frisch im Bund oder im Töpfchen zu kaufen. Viele Kräuter und sehr gute Kräutermischungen gibt es auch fertig gehackt in der Tiefkühlpackung zu kaufen.

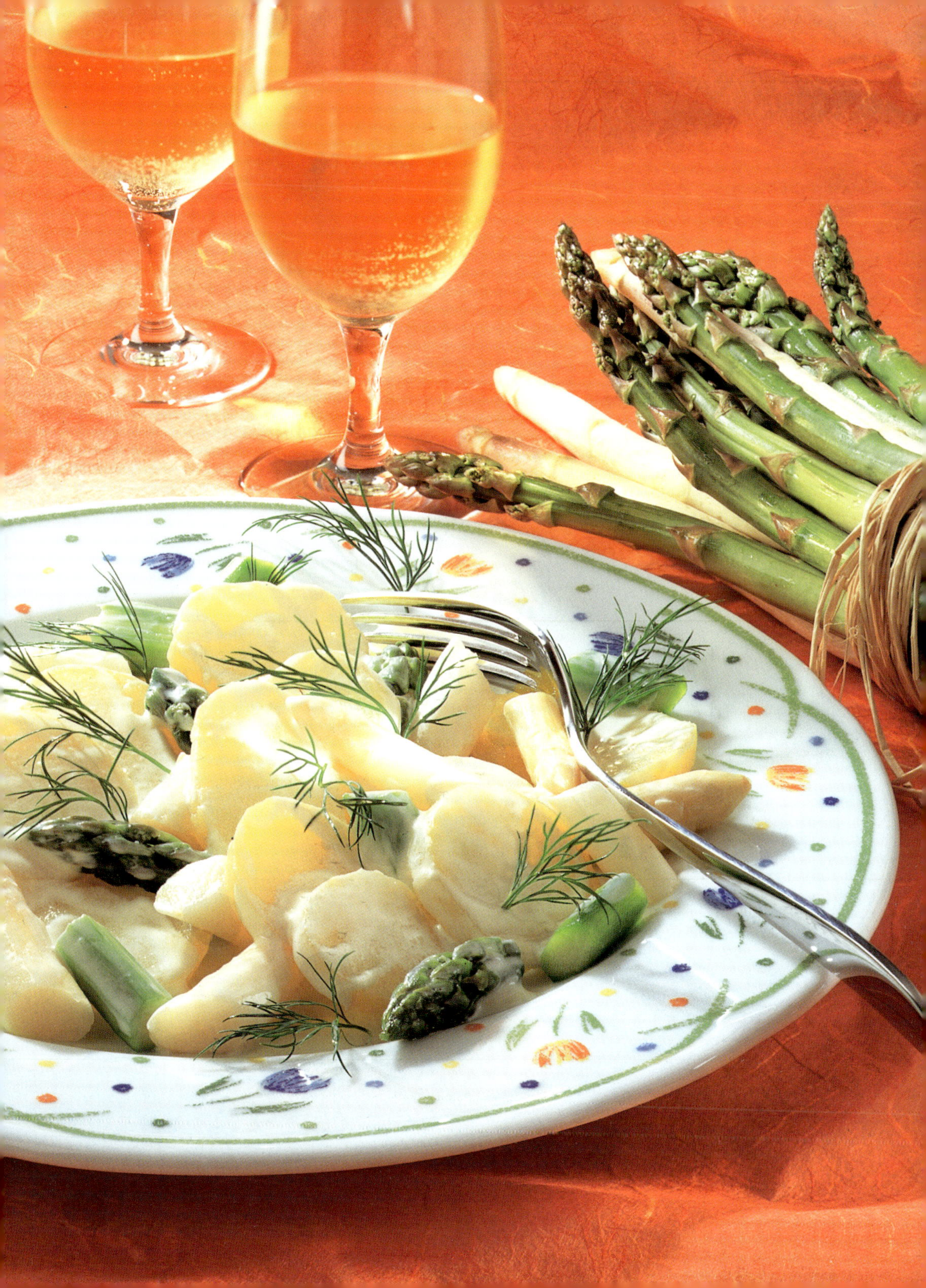

Apfel-Kokos-Muffins

Für 2 Portionen
Frühstück und Snack

Zubereitungszeit 15 Minuten
+ 25 Minuten Backzeit

100 g Mehl • 1 1/2 TL Trockenhefe • 2 EL Kokosflocken • 2 EL brauner oder weißer Zucker • 1 TL geriebene Zitronenschale (Fertigprodukt) Fett für die Form • 1 mittelgroßes Ei • 50 g Buttermilch • 1 EL Rum 4 EL Öl • 150 g Apfelmus • Puderzucker zum Bestreuen

1 Den Backofen auf 200 °C (Umluft 180 °C, Gas Stufe 3) vorheizen. Mehl mit Hefe, Kokosflocken, Zucker und Zitronenschale in einer Schüssel mischen.

2 Sechs Mulden eines Muffinblechs einfetten. Ei, Buttermilch, Rum und Öl mit den Quirlen des Handrührers kräftig aufschlagen. Die Ei-Buttermilch-Mischung zur Mehlmischung geben, das Apfelmus zufügen und alles mit einem Kochlöffel verrühren.

3 Den Teig in sechs Muffinmulden verteilen. Die Muffins im heißen Backofen auf der mittleren Schiene 20 bis 25 Minuten backen, bis sie an der Oberfläche aufgeplatzt und schön gebräunt sind. Abkühlen lassen und dünn mit Puderzucker bestreuen.

Unsere Tipps

- Pro Person gibt's 2 Muffins mit Obstsalat (→ Rezept Seite 95) als süße Hauptmahlzeit. Die beiden restlichen Muffins sind mit reifem Obst ein feiner Snack für den nächsten Tag.
- Wer lieber herzhaft frühstückt und snackt, backt Käse-Quark-Muffins: Dafür wird der Zucker durch 2 Esslöffel Reibekäse ersetzt, das Apfelmus durch Magerquark, und nach Wunsch wird noch 1 gehäufter Teelöffel scharfe, getrocknete Kräuter für Penne all'arrabbiata (→ Tipp Seite 118) zur Mehlmischung hinzugefügt. Als Beilage schmeckt der ebenfalls herzhafte Birnen-Trauben-Salat (→ Rezept Seite 95). Oder Sie servieren dazu nur Tomatenscheiben, die Sie mit Schnittlauchröllchen bestreuen und mit Salz, Pfeffer, Balsamessig und Olivenöl würzen.

Obstsalat mit Sirup

Für 2 Portionen
Dessert oder Beilage

Zubereitungszeit 10 Minuten
+ 1 Stunde Kühlzeit

1 EL Zucker • 1 EL Vanillezucker • 5 EL weißer Traubensaft
2 El Zitronensaft • 500 g gemischtes Obst der Jahreszeit

Zucker mit Vanillezucker, Traubensaft und Zitronensaft in einem Topf unter Rühren aufkochen, bis sich der Zucker gelöst hat. Etwas abkühlen lassen. Das Obst waschen oder schälen und zerkleinern. Mit der Zuckerlösung mischen und zugedeckt 1 Stunde kühlen.

Birnen-Trauben-Salat mit Salbei

Für 2 Portionen
Beilage oder Snack

Zubereitungszeit 10 Minuten

2 kleine, feste Birnen • 200 g kernlose Weintrauben • 1 EL Zitronensaft
Pfeffer aus der Mühle • 1 EL Olivenöl • 1 Zweig frischer Salbei • Salz
1–2 TL Balsamessig

1 Die Birnen vierteln, schälen, entkernen und würfeln. Die Trauben waschen und halbieren. Mit Zitronensaft und Pfeffer in einer Schüssel mischen.

2 Das Öl in einer kleinen Pfanne erhitzen. Die Salbeiblättchen abzupfen und darin bei schwacher Hitze etwa 2 Minuten braten. Mit dem Bratöl zum Obst geben, eine Prise Salz und den Balsamessig zugeben und alles mischen.

Quarkfrikadellen mit Beeren

Für 2 Portionen
süße Hauptmahlzeit

Zubereitungszeit 30 Minuten

Für die Beeren: 1 Paket TK-Beerencocktail (300 g) • 1 EL Zucker
1 TL Vanillepuddingpulver • 3 EL roter Traubensaft
Für die Quarkfrikadellen: 250 g Magerquark • 50 g Mehl • 50 g Grieß
1 kleines Ei • 1 EL Zucker • 1 Prise Salz • Etwas abgeriebene Zitronenschale (unbehandelt) • 1 EL geschmacksneutrales Öl zum Braten

1 Den Beerencocktail gefroren mit Zucker in einen Topf geben und bei mittlerer Hitze heiß werden lassen. Dann bei starker Hitze unter Rühren einmal aufkochen. Sobald die Beeren aufgetaut sind, noch etwa 1 Minute sanft kochen lassen.

2 Das Puddingpulver mit dem Traubensaft verrühren, unter die Beeren mischen und unter Rühren erneut aufkochen, bis die Mischung dickflüssig ist. Die Beeren abkühlen lassen und bis zum Servieren kühl stellen.

3 Für die Quarkfrikadellen den Quark mit Mehl, Grieß, Ei, Zucker, Salz und Zitronenschale verrühren. Eine große beschichtete Pfanne mit dem Öl auspinseln.

4 Vom Quarkteig mit zwei Esslöffeln 4 bis 6 Frikadellen formen, in die Pfanne setzen, flach drücken und bei mittlerer bis schwacher Hitze pro Seite etwa 7 Minuten braten. Heiß mit den Beeren auf vorgewärmten Tellern anrichten.

Unsere Tipps

- Bei allen süßen oder herzhaften Frikadellen aus der Pfanne macht das Bratfett eine ganze Menge aus: In einer normalen Pfanne braucht man pro Portion etwa 3 Esslöffel Öl oder Butterschmalz – hier in der beschichteten Pfanne ist es nur einer. Und das spielt beim fettarmen Ernährungsplan »Kohlsuppe« eine wichtige Rolle.
- Die Quarkfrikadellen schmecken auch herzhaft: Zucker durch 1 Esslöffel gehackte Petersilie ersetzen und als Beilage Salat servieren.

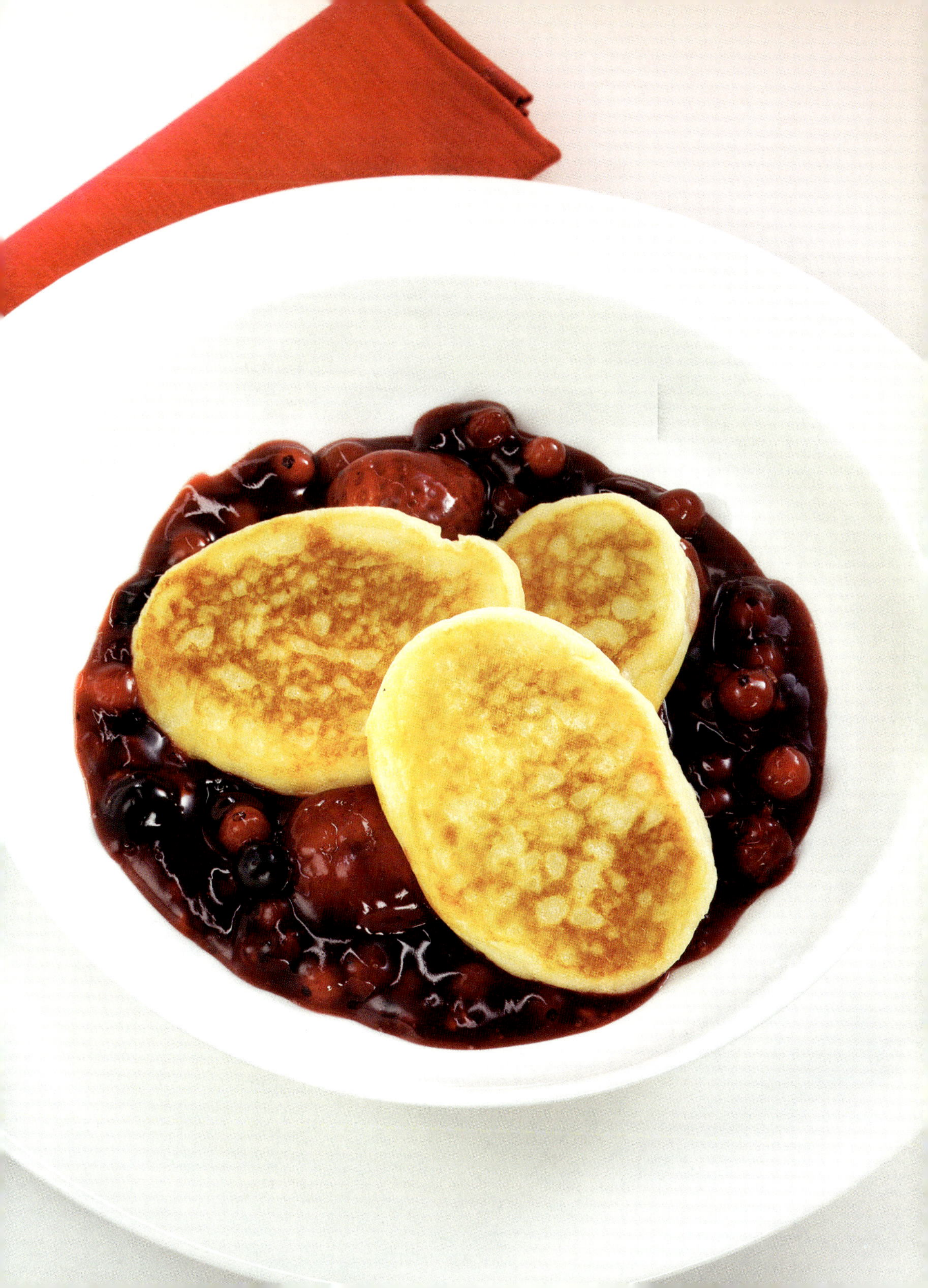

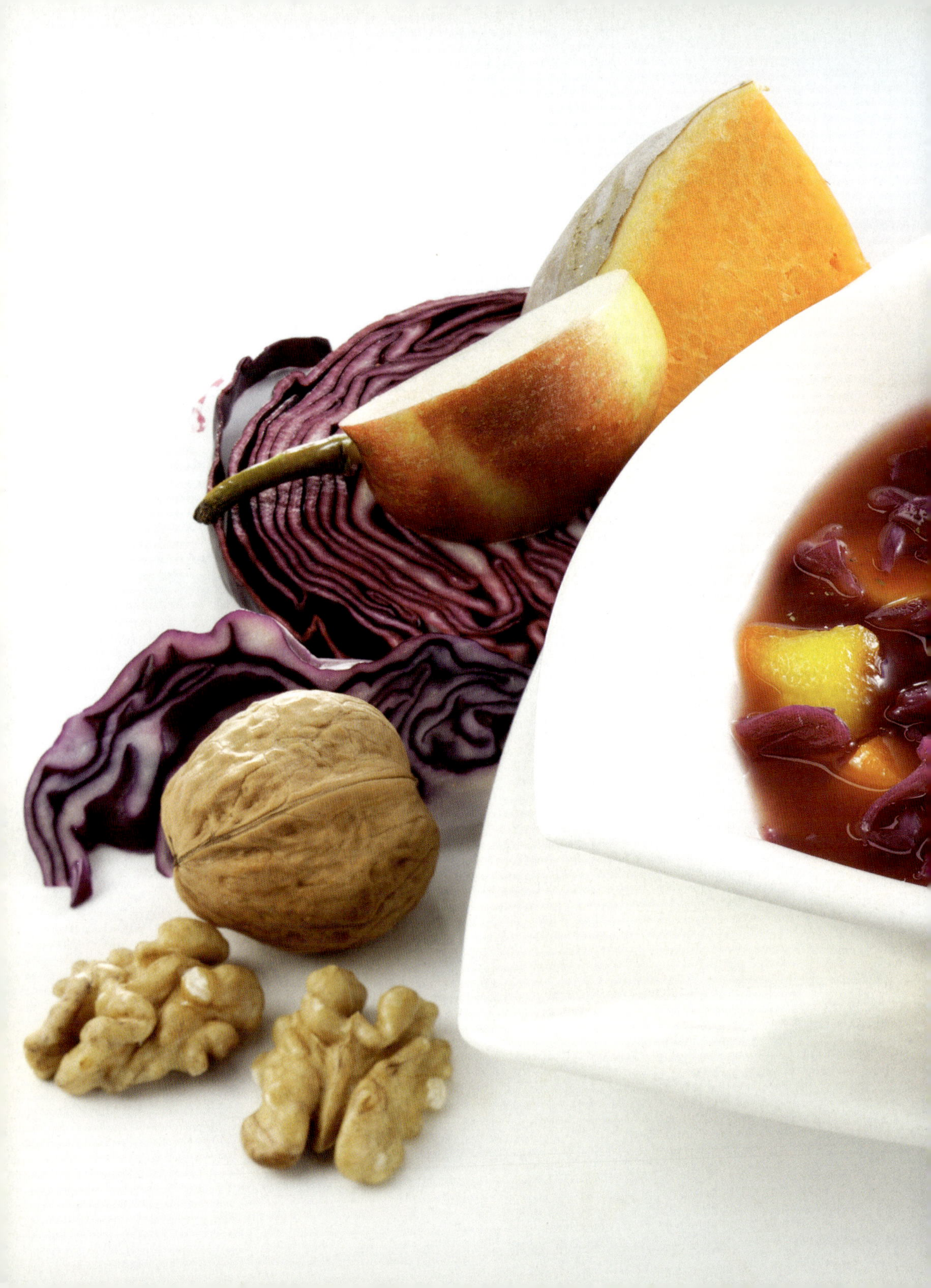

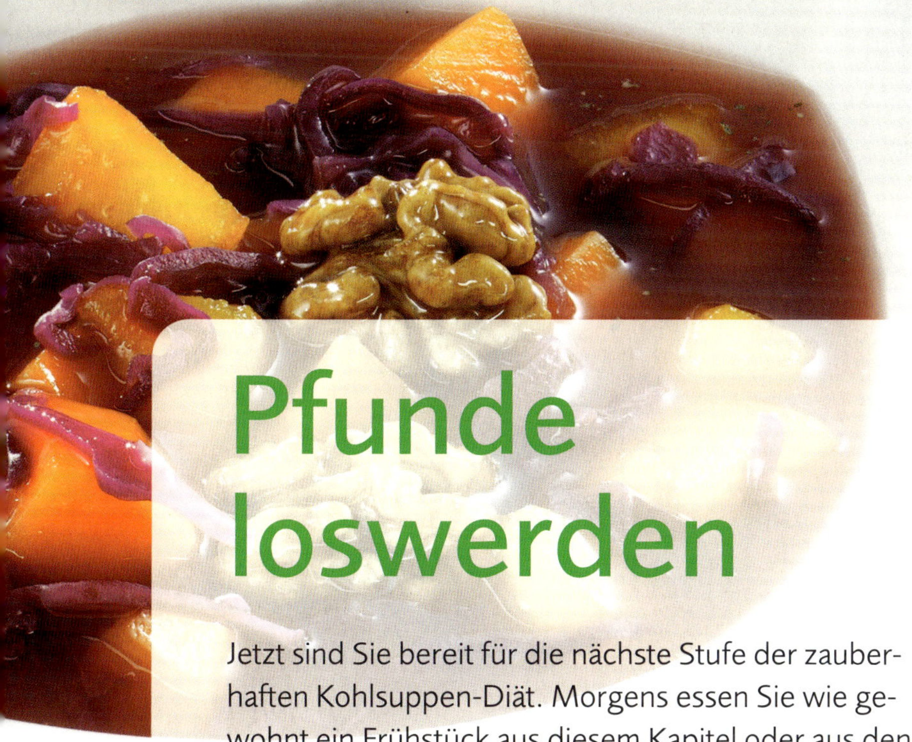

Pfunde loswerden

Jetzt sind Sie bereit für die nächste Stufe der zauberhaften Kohlsuppen-Diät. Morgens essen Sie wie gewohnt ein Frühstück aus diesem Kapitel oder aus den anderen Kapiteln. Als Hauptgerichte wählen Sie dann »Kohlsuppe und mehr« – das garantiert bunte Vielfalt, die ungeliebte Pfunde purzeln lässt. Denn unser Zaubersüppchen sorgt für gut gefüllte Glykogenspeicher, damit Sie satt, fit und fröhlich bleiben. Zwischendurch tanken Sie immer genügend Flüssigkeit mit den Drinks: So läuft der Stoffwechsel, das Fett wird verbrannt, und die vielen Vitalstoffe sichern Fitness und Ausdauer.

Heidelbeerpudding

Für 2 Portionen
Frühstück

Zubereitungszeit 5 Minuten

300 g Heidelbeeren (frisch oder TK) • 1 Becher Vanillepudding (175 g)
200 g Cremequark (0,2 %) • 2 EL Erdbeersauce (Glas) • 2 EL Knusperflakes

Frische Heidelbeeren waschen und abtropfen, tiefgefrorene Früchte auftauen lassen. Den Pudding mit dem Quark verrühren und die Hälfte der Beeren untermischen. Auf Portionsschälchen verteilen. Die restlichen Beeren darauf anrichten, alles mit der Sauce beträufeln und mit den Flakes bestreuen.

Unser Tipp

Gerbstoffe in Heidelbeeren beruhigen den Darm und heilen Entzündungen.

Sharon-Müsli

Für 2 Portionen
Frühstück

Zubereitungszeit 5 Minuten

1 reife Sharonfrucht • 1 EL brauner Zucker • 1 TL Johannisbeer- oder Stachelbeergelee • 300 g Kefir • 2 EL beliebiges Flockenmüsli ohne Zucker • 1 TL Schokoraspel

Die Frucht schälen und in Stücke schneiden. Mit Zucker, Gelee und Kefir pürieren. Auf Schälchen verteilen, mit Müsli und Schokoraspeln bestreuen.

Bunter Jogurt

Für 2 Portionen
Frühstück

Zubereitungszeit 10 Minuten

**200 g Jogurt • 1 EL Schmant • 3 EL Orangensaft • 2 mittelgroße Möhren
2 säuerliche Äpfel • Salz • Cayennepfeffer • 1 TL Olivenöl
2 TL Kürbiskerne**

1 Den Jogurt mit Schmant und Orangensaft verrühren. Die Möhren schälen. Die Äpfel waschen, vierteln und vom Kerngehäuse befreien. Möhren und Äpfel fein raspeln und unter den Jogurt mischen.

2 Den Jogurt mit wenig Salz, Cayennepfeffer und Öl würzen. In Schälchen anrichten und mit den Kürbiskernen bestreuen.

Zimtquark auf Preiselbeeren

Für 2 Portionen
Frühstück

Zubereitungszeit 5 Minuten

**100 g Preiselbeerkompott (Glas) • 200 g Magerquark • 2 EL Milch
1 EL Zucker • 1 große Messerspitze Zimt • 125 g Diät-Frischkäse mit
Obst (0,4 %)**

Das Preiselbeerkompott auf Schälchen verteilen. Quark mit Milch, Zucker und Zimt glatt rühren. Quark mit dem Frischkäse mischen und auf das Kompott geben.

Tomaten-Brot-Salat

Für 2 Portionen
Hauptmahlzeit

Zubereitungszeit 15 Minuten

6 Salbeiblätter • 1 rote Zwiebel • 2 EL natives Olivenöl
200 g Cocktailtomaten • 2 Zweige Basilikum • 4 Scheiben Kastenweißbrot
2 EL Balsamessig • Salz • Pfeffer aus der Mühle • 2 EL gehobelter Parmesan

1 Die Salbeiblätter in Streifen schneiden. Die Zwiebel schälen und grob zerkleinern. Das Öl erhitzen und darin bei schwacher Hitze Zwiebeln und Salbeiblätter braten, bis die Zwiebeln weich sind.

2 Die Tomaten waschen und halbieren. Die Basilikumblätter abzupfen und grob zerkleinern. Beide Zutaten in eine Schüssel geben. Brot hellbraun toasten, klein würfeln und mit der Zwiebelmischung aus der Pfanne zufügen.

3 Den Salat mit Essig, Salz und grobem Pfeffer mischen und auf Tellern anrichten. Mit dem Käse bestreuen und sofort servieren.

Unsere Tipps

- Das ist die ideale Gute-Laune-Mahlzeit, weil die Zutaten uns fröhlich stimmen: Tomaten, Weizenbrot und Käse enthalten Tryptophan, aus dem wir das Glückshormon Serotonin bilden können. Richtig dosiert, wirkt Serotonin entspannend, fördert das Wohlbefinden und sorgt auch für erholsamen Schlaf.
- Der Salat wird saftiger, wenn Brot und Zwiebeln beim Mischen noch warm sind. Wer nicht auf Fett achten muss, röstet die Brotwürfel mit Zwiebeln und Salbei in 4 bis 6 Esslöffel Olivenöl.
- Salbei entwickelt sein volles Aroma nur beim Garen, daher wird er hier mit den Zwiebeln leicht angebraten. Ganze Zweige nimmt man zum Schmoren oder kocht sie in Tomatensauce mit.
- Cocktailtomaten gibt es rund ums Jahr in recht guter Qualität, sogar im Frühling, wenn »normale« Tomaten noch fade sind. Während der richtigen Tomatensaison im Sommer und frühen Herbst nehmen Sie aber lieber Fleischtomaten – am besten aus dem Freiland.

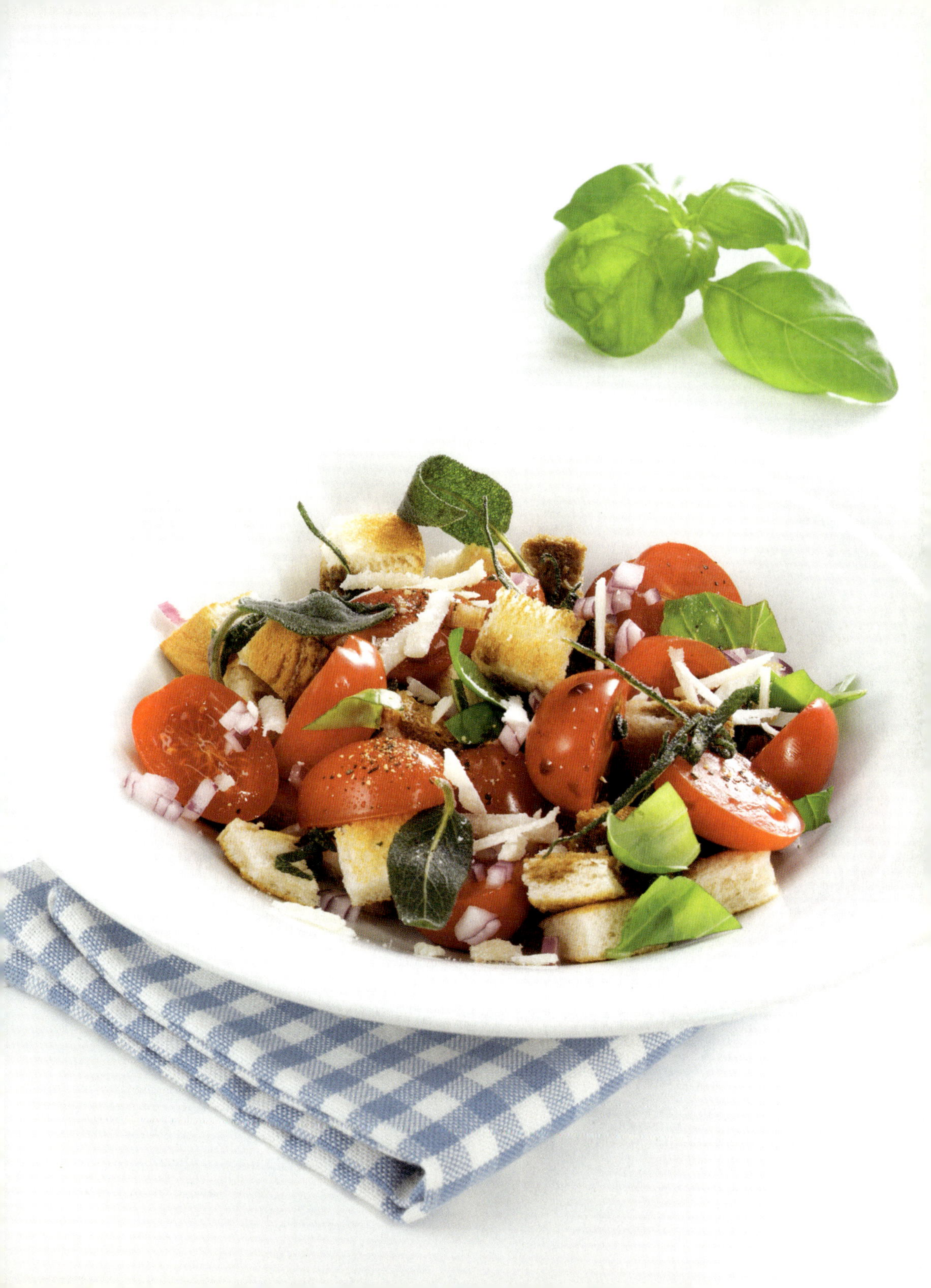

Winterliche Kohlsuppe

Für 3 Hauptmahlzeiten
à 2 Portionen

Zubereitungszeit 1. Mahlzeit 20 Minuten
(ohne Auftauen)
2. Mahlzeit 15 Minuten
3. Mahlzeit 10 Minuten

Für die 1. Mahlzeit: **2 Pakete TK-Grünkohl (je 450 g) • 1 EL getrocknete Kräuter für Kräuterbutter (→ Tipp Seite 118) • 1 große Möhre**
1 große Zwiebel • 1 EL Olivenöl • 2 TL Frischkäse mit Meerrettich
1 EL 8-Kräuter-Mischung (TK)

Für die 2. Mahlzeit: **450 g Suppengemüse (TK) • 1 Zwiebel • 2 Scheiben Lachsschinken • 1 EL Olivenöl • 1 EL 8-Kräuter-Mischung (TK)**

Für die 3. Mahlzeit: **2 Hand voll dicke Nudeln (Hörnchen oder Penne)**
2 EL Tomatenstücke (Dose) • 2 EL geriebener Parmesan oder Glarner Schabziger (→ Tipp Seite 54)

Außerdem: **2 Flaschen natriumarmes Tafelwasser ohne Kohlensäure (je 1,5 l) • Gemüsebrühe-Extrakt • Salz • Weißer Pfeffer aus der Mühle**
Abgeriebene Zitronenschale (unbehandelt)

1 Für die erste Mahlzeit den Grünkohl mit den Kräutern bestreut auftauen lassen. Möhre und Zwiebel schälen und getrennt fein zerkleinern.

2 Das Öl in einem großen Topf erhitzen, die Zwiebeln darin bei schwacher Hitze glasig dünsten. Grünkohl und Möhren zugeben und unter Rühren anbraten. 1 Flasche Tafelwasser zufügen und aufkochen. Mit Gemüsebrühe-Extrakt, Salz, Pfeffer und Zitronenschale würzen und zugedeckt bei schwacher Hitze etwa 10 Minuten garen.

3 Zwei Portionen Suppe auf Teller verteilen, jeweils 1 Teelöffel Frischkäse daraufsetzen und mit den Kräutern bestreuen. Den Rest der Suppe zugedeckt für die zweite Mahlzeit kühl stellen.

4 Für die zweite Mahlzeit den Rest der Suppe erhitzen, 1/2 Flasche Tafelwasser zugießen und aufkochen. Das gefrorene Suppengemüse aus der Packung zugeben, erneut aufkochen; wenn es aufgetaut ist, das Gemüse in etwa 5 Minuten bei mittlerer Hitze bissfest garen.

5 Inzwischen die Zwiebel schälen und fein zerkleinern, den Schinken vom Fettrand befreien und in Streifen schneiden. Öl erhitzen, darin Zwiebeln und Schinken bei schwacher Hitze braten, bis die Zwiebeln glasig sind.

6 Die Suppe mit Gemüsebrühe-Extrakt, Salz, Pfeffer und Zitronenschale abschmecken und zwei Portionen Suppe in die Teller geben. Die Zwiebelmischung darauf verteilen und mit den Kräutern bestreuen. Den Rest der Suppe zugedeckt für die dritte Mahlzeit kühl stellen.

7 Für die dritte Mahlzeit den Rest von Suppe und Tafelwasser aufkochen, mit Gemüsebrühe-Extrakt, Pfeffer und Zitronenschale abschmecken und einige Minuten kochen lassen. Inzwischen die Nudeln in reichlich Salzwasser bissfest garen; dabei die angegebene Garzeit um 1 Minute verringern. Abgießen, kurz abtropfen lassen und mit den Tomaten in die Suppe rühren. Suppe auf Teller verteilen und jede Portion mit Käse bestreuen.

Multivitamindrink

Für 2 Portionen
Snack

Zubereitungszeit 5 Minuten

1/4 l Multivitaminsaft • 250 g Dickmilch • Salz • 1 TL Kürbiskernöl
1/2 Pck. 8-Kräuter-Mischung (TK) • 2 TL Schmant • Cayennepfeffer

1 Multivitaminsaft und Dickmilch mit einem Schneebesen kräftig verrühren. Mit Salz und Kürbiskernöl würzen, die Kräuter untermischen.

2 Den Drink in gekühlte Gläser geben, den Schmant mit einem Teelöffel daraufsetzen, aber nicht unterrühren. Mit Cayennepfeffer bestreuen.

Fusilli mit Knoblauch-Zucchini

Für 2 Portionen
Hauptmahlzeit

Zubereitungszeit 20 Minuten

200 g Fusilli, Hörnchen oder Gabelspaghetti • Salz • 1 EL Olivenöl
$^1/_2$–1 Pck. Knoblauch-Duo (TK) • 3 kleine Zucchini (etwa 200 g)
$^1/_8$ l Brühe (instant) • 2 EL Schmant • $^1/_2$ Pck. 8-Kräuter-Mischung (TK)
Weißer Pfeffer aus der Mühle • 1–2 TL Zitronensaft • 3 EL geriebener Glarner Schabziger (→ Tipp Seite 54) oder Parmesan

1 Die Nudeln in reichlich Salzwasser nach Packungsaufschrift bissfest kochen, dabei die Kochzeit um 1 Minute verkürzen.

2 Während die Nudeln garen, das Öl in einem Topf erhitzen und den Knoblauch darin bei schwacher Hitze glasig dünsten. Die Zucchini waschen, abtrocknen, von Stiel- und Blütenansätzen befreien und auf dem Gurkenhobel zum Knoblauch in den Topf hobeln. Alles unter Rühren 1 Minute kräftig schmoren.

3 Brühe und Schmant untermischen, einmal kräftig aufkochen und etwa 2 Minuten garen. Die Kräuter zugeben, die Sauce mit Salz, Pfeffer und Zitronensaft würzen.

4 Die Nudeln abgießen, kurz abtropfen lassen und zu den Zucchini geben. Den Reibekäse zufügen, alles mischen, auf vorgewärmte Pastateller verteilen und sofort servieren.

Unsere Tipps

- Knoblauch- und Zwiebel-Duo aus der Tiefkühltruhe des Supermarkt sind praktisch für die schnelle Küche.
- Das Essen schmeckt natürlich auch mit Vollkornnudeln, die im Vergleich zu anderen Teigwaren die wenigsten Kalorien haben.
- Wechseln Sie ab beim Öl: Oliven-, Raps- und Sonnenblumenöl nimmt man zum Braten, Kürbiskernöl und natives Olivenöl extra zum Abschmecken und für Salat.

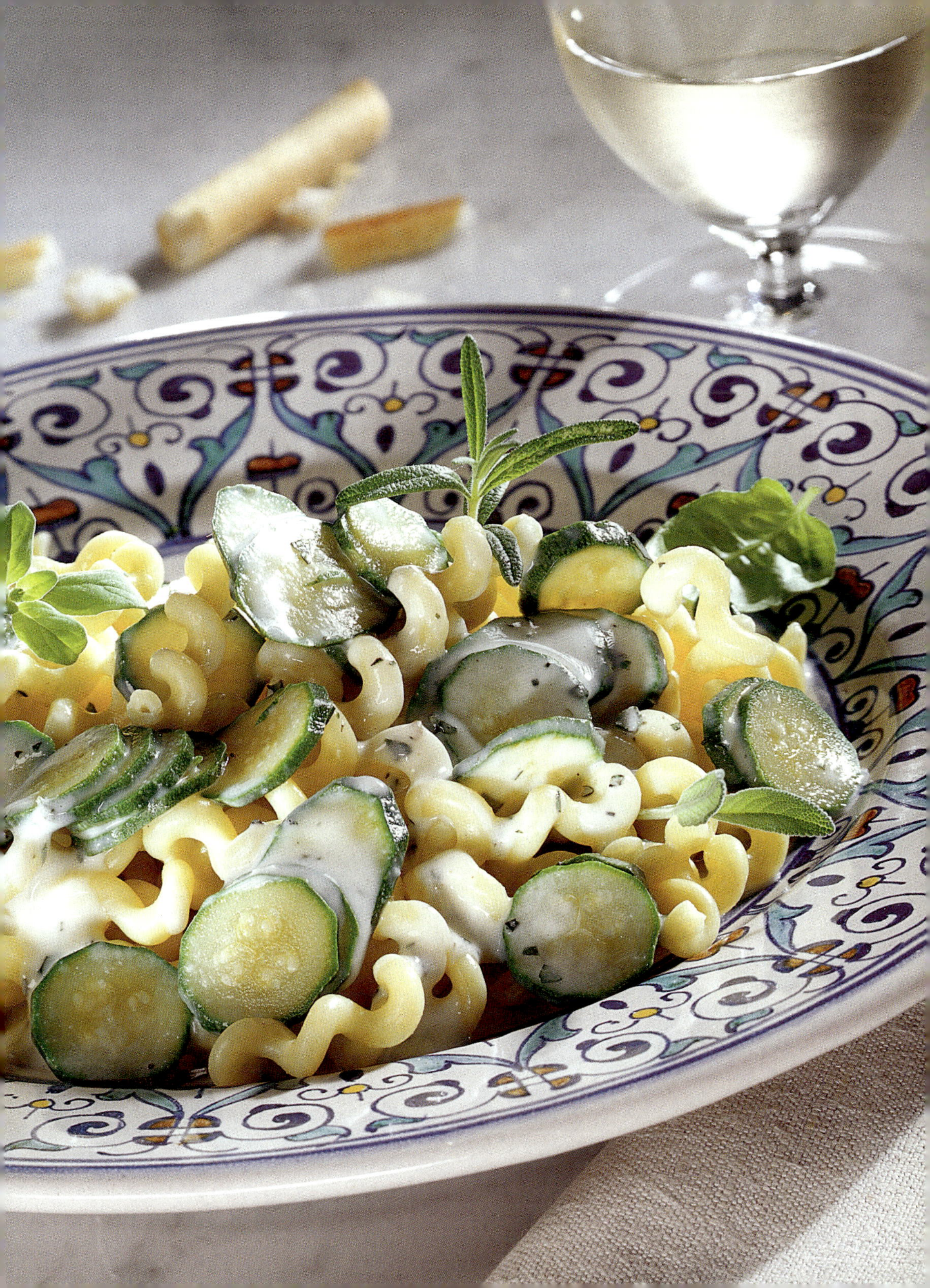

Fisch mit Spinat-Zitronen-Sauce

Für 2 Portionen
Hauptmahlzeit

Zubereitungszeit 30 Minuten

**2 Hand voll Spinat • 1 Stück frischer Ingwer (etwa 1 cm lang)
1 kleines Stück Zitronenschale (unbehandelt) • 3 EL helle Sojasauce
2 EL Zitronensaft • 1 EL Zucker • 1 TL dunkles Sesamöl (→ Tipp)
2 Fischfilets (Lengfisch, Seelachs oder Lachs; etwa 300 g) • Salz
Pfeffer aus der Mühle • 2 EL Öl • 1/8 l Gemüsebrühe (instant)**

1 Den Spinat verlesen, waschen, trockenschwenken und eventuell harte Stiele entfernen. In einem großen Topf reichlich Wasser aufkochen. Spinat darin einige Sekunden sprudelnd kochen lassen, bis er intensiv grün ist. In einem Sieb abtropfen lassen. Gut ausdrücken und grob zerkleinern.

2 Den Ingwer schälen und die Zitronenschale fein hacken. Für die Gewürzmischung Sojasauce, Zitronensaft, Zucker und Sesamöl in einem Schälchen verrühren.

3 Die Fischfilets kalt abspülen, trockentupfen, mit Salz und Pfeffer würzen. Das Öl in einer Pfanne erhitzen, den Fisch darin pro Seite etwa 5 Minuten braten. Auf vorgewärmten Tellern anrichten und warm halten.

4 Ingwer und Zitronenschale im Bratfett kurz anbraten, bis der Ingwer zu duften beginnt. Brühe, vorbereitete Gewürzmischung und Spinat zugeben und unter Rühren einmal kräftig aufkochen. Den Fisch mit der Sauce überziehen und sofort servieren.

Unsere Tipps

- Dazu gibt es frisch gegarten weißen oder Naturreis.
- Dunkles Sesamöl eignet sich nur zum Abschmecken: Das zarte Aroma passt gut zu allen Gerichten mit asiatischen Gewürzen. Zum Braten in Wok oder Pfanne dürfen Sie es nicht verwenden: Durch den hohen Anteil an mehrfach ungesättigten Fettsäuren können sich beim starken Erhitzen gesundheitsschädliche Substanzen bilden.

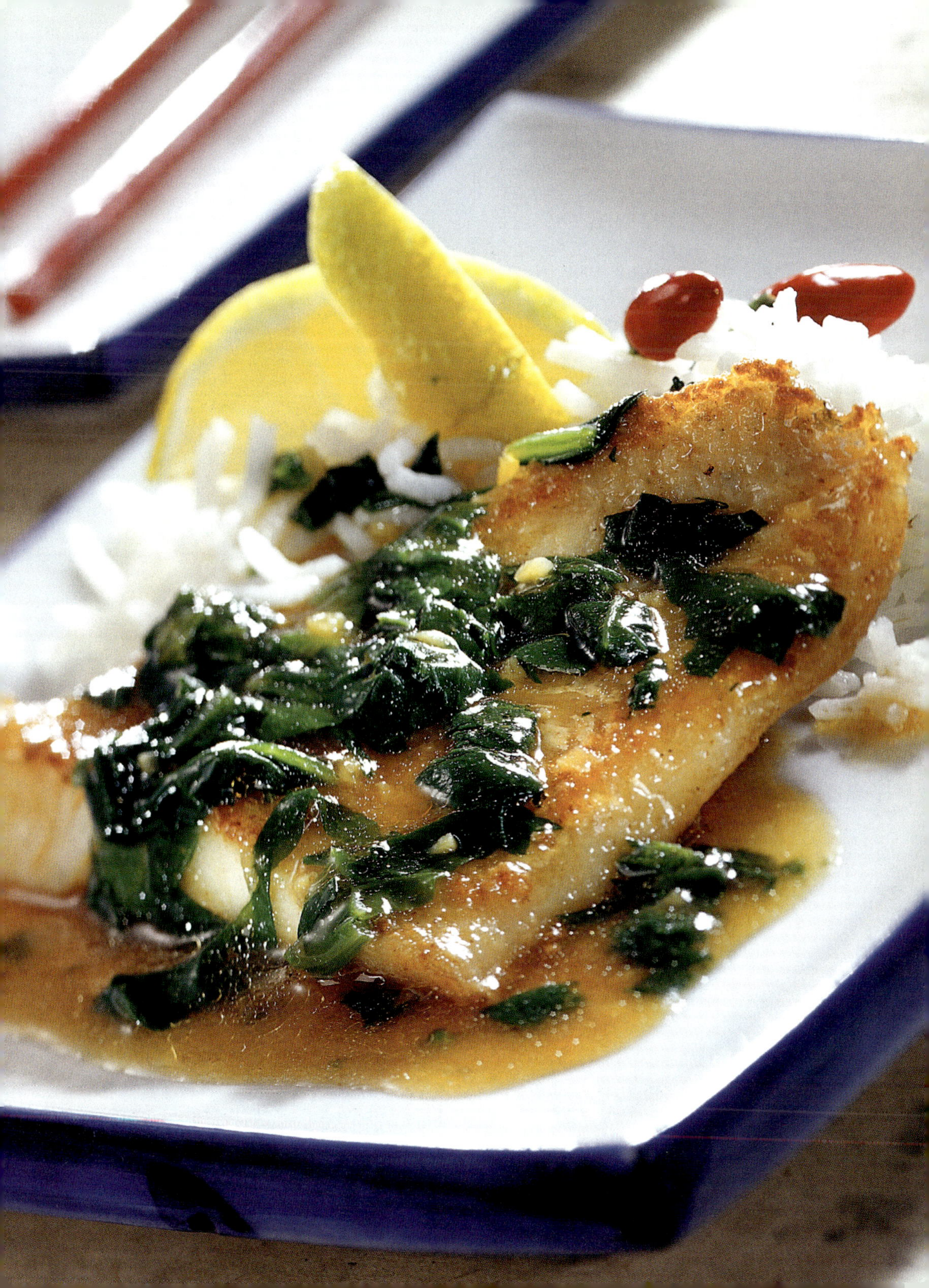

Kraut-und-Rüben-Suppe

Für 3 Hauptmahlzeiten
à 2 Portionen

Zubereitungszeit 1. Mahlzeit 40 Minuten
2. Mahlzeit 20 Minuten
3. Mahlzeit 15 Minuten

Für die 1. Mahlzeit: 1 kleiner Weißkohl (etwa 700 g) • 2 große Möhren • 1 große Pastinake oder Petersilienwurzel • 1 Stück Knollensellerie (etwa 300 g) • 2 große Zwiebeln • 2 Knoblauchzehen • 3 EL Rapsöl • 2 EL saure Sahne

Für die 2. Mahlzeit: 1 weiße Herbstrübe (etwa 250 g) • 2 TL Kürbiskernöl • 2 TL Kürbiskerne

Für die 3. Mahlzeit: 2 vorwiegend festkochende Kartoffeln • 2 EL Schmant • 2 EL Tomatenmark • 2 EL Kapern

Außerdem: 2 Flaschen natriumarmes Tafelwasser ohne Kohlensäure (je 1,5 l) • Gemüsebrühe-Extrakt • Salz • Cayennepfeffer • 1 Pck. italienische Kräuter (TK)

1 Für die erste Mahlzeit den Weißkohl vierteln, die äußeren welken Blätter und den Strunk entfernen. Die Kohlviertel waschen und fein schneiden oder hobeln. Möhren, Pastinake und Sellerie schälen, waschen und würfeln.

2 Zwiebeln und Knoblauch schälen, fein zerkleinern, Öl erhitzen und beides darin bei schwacher Hitze glasig dünsten. Kohl und Gemüsewürfel zugeben und unter Rühren kurz mitbraten. Zugedeckt etwa 3 Minuten schmoren.

3 Mit 1 Flasche Tafelwasser aufgießen und kräftig aufkochen. Mit Gemüsebrühe-Extrakt, Salz und Cayennepfeffer würzen und zugedeckt bei schwacher Hitze etwa 20 Minuten garen, bis Kohl und Gemüse weich sind.

4 Zwei Portionen Suppe auf Teller verteilen, jeweils 1 Löffel saure Sahne daraufsetzen und mit einem Drittel der italienischen Kräuter bestreuen. Den Rest der Suppe zugedeckt für die zweite Mahlzeit kühl stellen.

5 Für die zweite Mahlzeit die Herbstrübe schälen, waschen und würfeln. In den Rest der Suppe geben, 1/2 Flasche Tafelwasser zugießen und aufkochen. Die Rüben zugedeckt bei schwacher Hitze 10 Minuten garen.

6 Mit Gemüsebrühe-Extrakt, Salz und Cayennepfeffer abschmecken. Zwei Portionen Suppe auf Teller verteilen. Kürbiskernöl, Kürbiskerne und Kräuter darauf geben und sofort servieren. Den Rest der Suppe zugedeckt für die dritte Mahlzeit kühl stellen.

7 Für die dritte Mahlzeit die Kartoffeln schälen, waschen und würfeln. Zusammen mit dem restlichen Tafelwasser zur Suppe geben, erhitzen und die Kartoffeln in etwa 10 Minuten weich kochen. Schmant, Tomatenmark, Kapern und den Rest der Kräuter untermischen.

Unsere Tipps

- Petersilienwurzeln und Pastinaken sehen sich sehr ähnlich – beide sind weiß oder gelblich braun mit dunkleren Ringen auf der Schale. Doch Petersilienwurzeln kommen erst im Herbst und Winter auf den Markt, Pastinaken gibt es das ganze Jahr über. Da beide Gemüse auch ähnlich schmecken, kann man sie in den Rezepten gut austauschen.
- Die rötlichen oder weißen Rüben mit rotem »Kragen«, auch Stoppelrüben oder weiße Rüben genannt, bekommen Sie von Oktober bis Dezember aus heimischem Freilandanbau. Gute Qualität erkennen Sie am festen Fruchtfleisch und an der glatten Schale; gemessen an der Größe soll die Knolle schwer sein. Überlagerte Rüben riechen muffig, die Schale ist runzelig, der »Kragen« stark verfärbt, das Fruchtfleisch holzig.
- Statt Herbstrüben können Sie auch Pastinaken oder Petersilienwurzeln nehmen. Schön rot und ein wenig wie russischer Borschtsch wird die Suppe mit Roten Beten, die es vakuumverpackt bereits gegart im Supermarkt und beim Gemüsehändler gibt. Im Sommer schmeckt die Suppe mit Spitzkohl oder Frühwirsing und Kohlrabi.
- Die meisten Gemüse-, Salat- und Obstsorten müssen nach dem Einkauf gleich in den Kühlschrank – kühl und dunkel gelagert, behalten sie mehr Vitamin C.
- Kräuter gehören zu den wichtigsten Zutaten bei »Kohlsuppe und mehr«. Besonders aromatisch, abwechslungsreich, praktisch und dazu weit vitaminreicher als die übliche Bundware sind Tiefkühlkräuter.
- Wirklich frisch bekommt man Kräuter im Töpfchen: Schnittlauch, Rucola, Basilikum, Rosmarin, Oregano und Thymian werden so angeboten. Umpflanzen in größere Töpfe oder den Balkonkasten sorgt für lange Ernte.

Kalbsschnitzel mit Rucola

Für 2 Portionen
Hauptmahlzeit

Zubereitungszeit 20 Minuten

2 Bund Rucola • Schwarzer Pfeffer aus der Mühle • 2 Kalbsschnitzel (je etwa 80 g) • Salz • 1 EL Olivenöl • 4 EL Fleischbrühe (instant) 4 EL Kaffeesahne (10 %) • Cayennepfeffer

1 Rucola waschen, trockentupfen und grob zerschneiden. Auf Teller verteilen und mit Pfeffer bestreuen.

2 Die Schnitzel trockentupfen und salzen. Das Öl in einer großen Pfanne erhitzen. Die Schnitzel darin pro Seite etwa 2 Minuten braten. Auf dem Rucola anrichten. Brühe und Kaffeesahne in die Pfanne gießen, damit den Fond loskochen. Mit Salz und Cayennepfeffer würzen und über die Schnitzel geben.

Erdbeerschälchen

Für 2 Portionen
Dessert

Zubereitungszeit 10 Minuten
→ Foto rechts

300 g Erdbeeren • 2 EL Zucker • 250 g Diät-Frischkäse mit Früchten (0,4 %) 2 Vollkorn-Butterkekse • 1 EL gehackte Mandeln

Die Erdbeeren waschen, trockentupfen und zerkleinern. Mit Zucker und Frischkäse vermischen und auf Schälchen verteilen. Die Kekse fein zerbröseln, mit den Mandeln mischen und darüberstreuen.

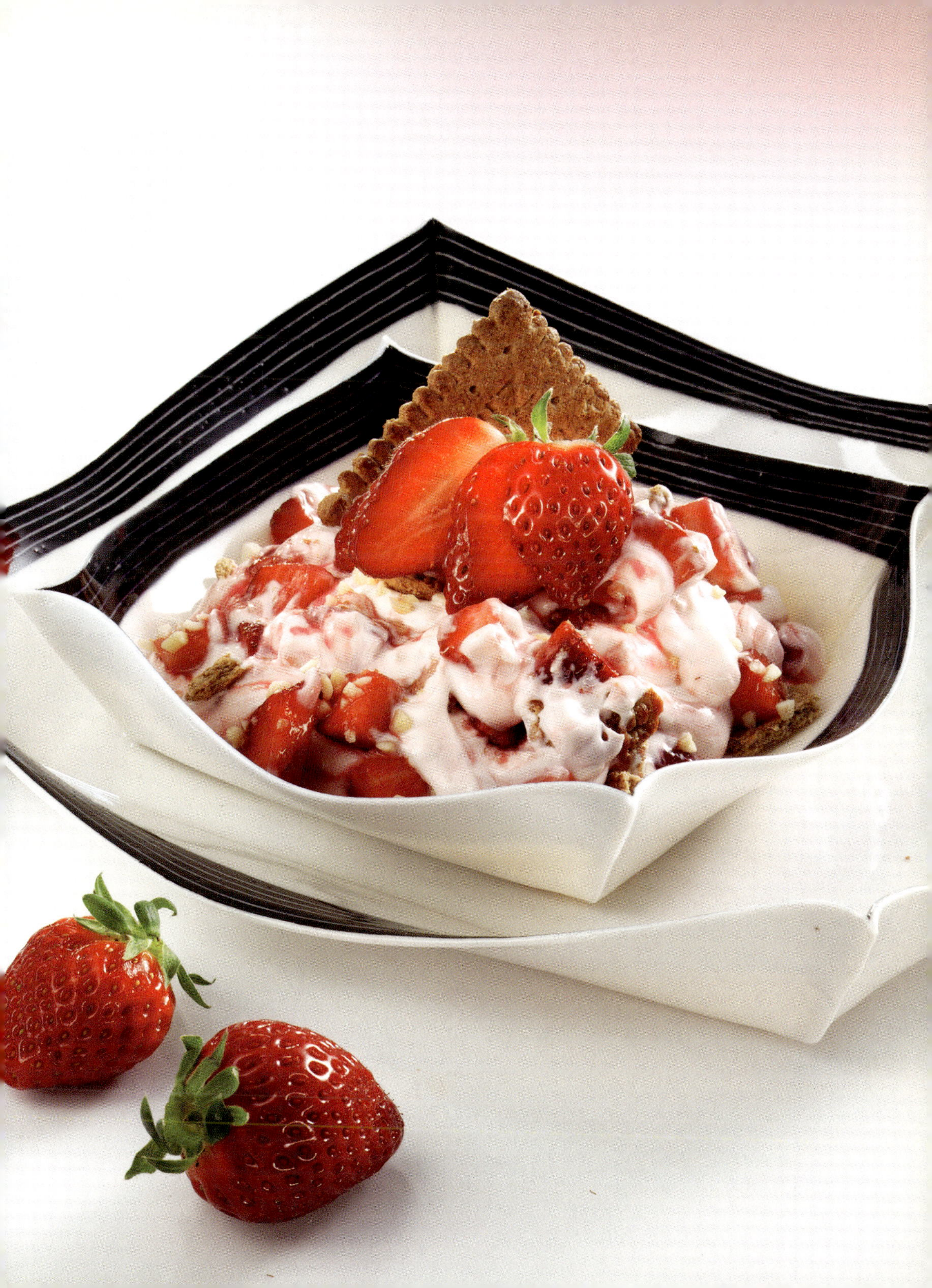

Süßscharfe Kohlsuppe

Für 3 Hauptmahlzeiten
à 2 Portionen

Zubereitungszeit 1. Mahlzeit 20 Minuten
2. Mahlzeit 15 Minuten
3. Mahlzeit 10 Minuten
→ Foto Seite 98/99

Für die 1. Mahlzeit: 2 große Zwiebeln • 2 Knoblauchzehen
1 EL Öl • 2 große Gläser Rotkohl (je 680 g) • 1 Glas süßsauer eingelegter Kürbis (etwa 330 g) • 1 EL Gewürzmischung »Penne all'arrabbiata« (→ Tipp Seite 118)
Für die 2. Mahlzeit: 2 säuerliche Äpfel • 1 EL Öl • 1–2 TL Currypulver
Für die 3. Mahlzeit: 4 Walnusshälften oder 4 gekochte oder gebratene Esskastanien (→ Tipp) • 1 TL Zucker • 1–2 EL Apfelessig
Außerdem: 2 Flaschen natriumarmes Tafelwasser ohne Kohlensäure (je 1,5 l) • Gemüsebrühe-Extrakt
Salz • Weißer Pfeffer aus der Mühle
Abgeriebene Zitronenschale (unbehandelt)

1 Für die erste Mahlzeit Zwiebeln und Knoblauch schälen und fein zerkleinern. Öl erhitzen, darin bei schwacher Hitze Zwiebeln und Knoblauch glasig dünsten. Rotkohl und Kürbis mit der Flüssigkeit im Glas und die Würzmischung zugeben.

2 1 Flasche Tafelwasser zugießen und aufkochen. Mit Gemüsebrühe-Extrakt, Salz, Pfeffer und Zitronenschale würzen und zugedeckt bei schwacher Hitze 10 Minuten garen. Zwei Portionen Suppe auf Teller verteilen. Den Rest der Suppe zugedeckt für die zweite Mahlzeit kühl stellen.

3 Für die zweite Mahlzeit die Äpfel vierteln, vom Kerngehäuse befreien, schälen und würfeln. Öl im Topf erhitzen, darin die Äpfel bei mittlerer Hitze unter Rühren weich schmoren und dabei leicht bräunen.

4 Curry unter die Äpfel rühren und den Rest der Suppe zugeben, 1/2 Flasche Tafelwasser zugießen und kräftig aufkochen. Die Suppe mit Gemüsebrühe-Extrakt, Salz, Pfeffer und Zitronenschale abschmecken. Zwei Portionen auf Teller verteilen. Den Rest zugedeckt für die dritte Mahlzeit kühl stellen.

5 Für die dritte Mahlzeit den Rest der Suppe mit dem restlichen Tafelwasser aufkochen und einige Minuten kochen. Die Nüsse oder Kastanien mit dem Zucker vermischen und in einem kleinen Pfännchen unter Rühren bei schwacher Hitze 2 Minuten braten. In die Suppe rühren und Apfelessig zugeben.

Unser Tipp

Esskastanien (Maronen) gibt es ab November vakuumverpackt im Supermarkt – gewöhnlich in der Obstabteilung. In Städten kann man sie geröstet auch an Ständen kaufen. Wichtig: Kastanien lassen sich nur heiß schälen.

Linsen mit Gemüse

Für 2 Portionen
Hauptmahlzeit

Zubereitungszeit 15 Minuten

2 EL Olivenöl • 100 g rote Linsen • 300 g Suppengemüse (TK)
1 EL Gemüsebrühe-Extrakt • 1 Tomate • 2 EL Schnittlauchröllchen • Salz
Weißer Pfeffer aus der Mühle

1 1 Esslöffel Öl erhitzen und die Linsen darin anbraten. 1/4 Liter Wasser, Suppengemüse und Brühe zugeben und einmal kräftig aufkochen. Zugedeckt bei mittlerer bis schwacher Hitze etwa 10 Minuten garen, bis das Suppengemüse gar und der Eintopf sämig ist.

2 Inzwischen die Tomate waschen, trockentupfen und fein würfeln, dabei vom Stielansatz befreien. Tomaten mit Schnittlauch und restlichem Olivenöl unter den Eintopf mischen. Mit Salz und Pfeffer kräftig würzen.

Reisnudel-Pfanne mit Gemüse

Für 2 Portionen
Hauptmahlzeit

Zubereitungszeit 30 Minuten

**200 g junge Möhren • 200 g grüne Bohnen • 1 EL Zitronensaft
2 EL Olivenöl • 125 g türkische Reisnudeln (→ Tipp) • Salz
Je 1 kleine rote und gelbe Paprikaschote • 1 Zwiebel • 1 Knoblauchzehe
1 EL gehackter Dill (frisch oder TK) • 1/4 TL Harissa**

1 Die Möhren waschen oder schaben, die Bohnen waschen und putzen. Beide Gemüse in etwa 2 Zentimeter breite Stücke schneiden. 1/2 Liter Wasser mit dem Zitronensaft zum Kochen bringen. Möhren und Bohnen darin etwa 10 Minuten kräftig kochen lassen, bis sie fast weich sind. Abgießen und kalt abschrecken, den Sud auffangen.

2 In einem Topf 1 Esslöffel Öl erhitzen. Die Reisnudeln darin bei mittlerer Hitze unter Rühren kurz anbraten. 1/4 Liter Möhrensud und Salz zugeben, die Nudeln aufkochen und zugedeckt bei schwacher Hitze in 10 bis 15 Minuten so körnig weich wie Reis kochen.

3 Inzwischen die Paprikaschoten waschen, putzen und in kleine Würfel schneiden. Zwiebel und Knoblauch schälen, fein zerkleinern. Das restliche Öl erhitzen, darin Zwiebeln und Knoblauch bei mittlerer bis schwacher Hitze goldbraun braten.

4 Möhren, Bohnen und Paprikaschoten zugeben und bei mittlerer Hitze leicht braun anbraten. 2 bis 3 Esslöffel Möhrensud zugeben und das Gemüse zugedeckt etwa 3 Minuten schmoren. Mit Salz abschmecken. Reisnudeln, Dill und Harissa zugeben und alles mit einer Gabel mischen.

Unser Tipp

❀ Die wie Reiskörner geformten Nudeln aus Weizen muss man nicht wie gewohnt in reichlich Wasser garen, sondern kann sie wie in diesem Rezept auch anbraten und wie Reis ausquellen lassen. Achtung beim Anbraten: Die Nudeln bräunen sehr schnell.

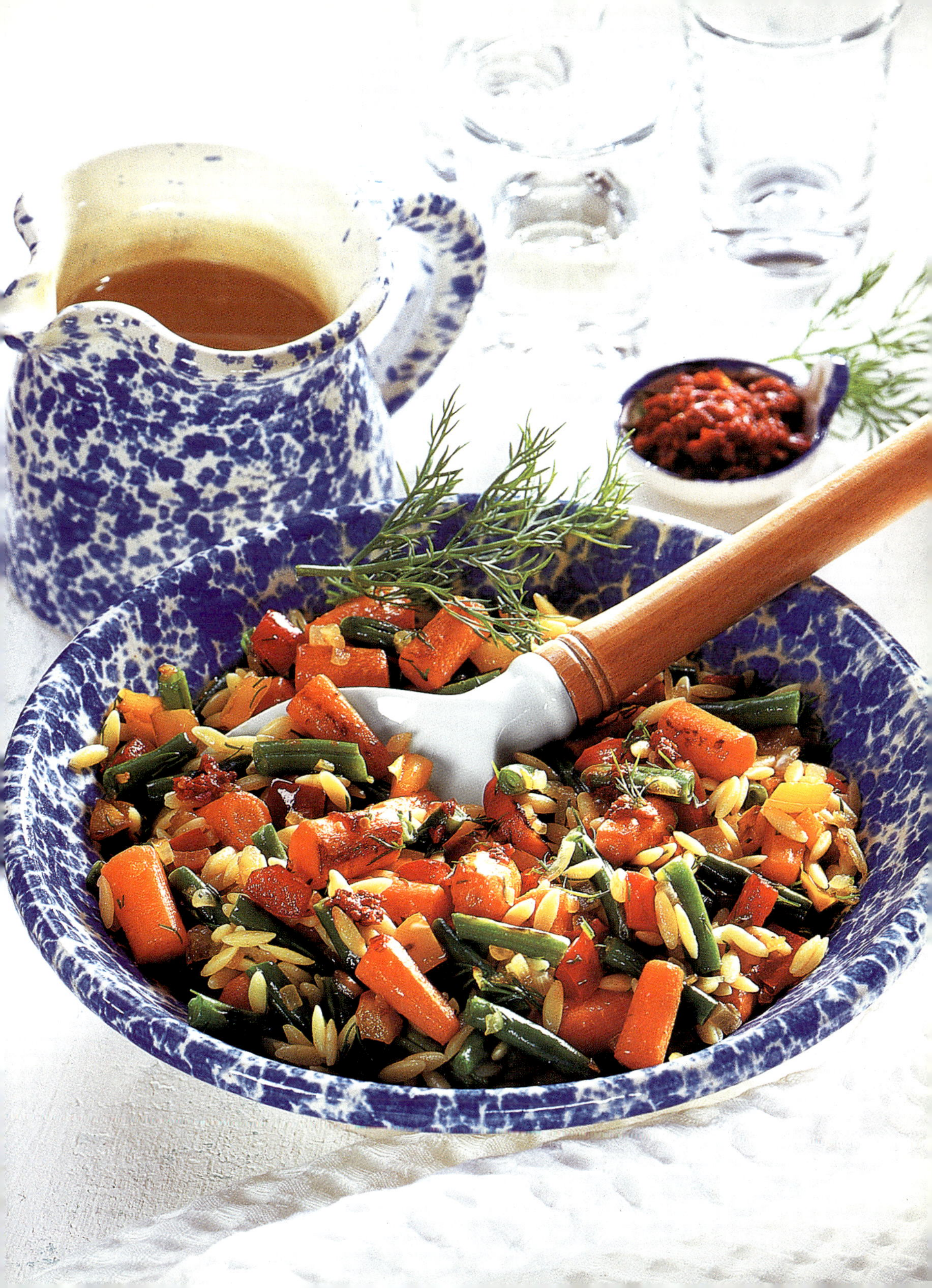

Breite Nudeln mit Sahnegemüse

Für 2 Portionen
Hauptmahlzeit

Zubereitungszeit 30 Minuten

**1 rote Paprikaschote • 1 kleine Zucchini • 4 frische Shiitake-Pilze
1 dünne Stange Lauch • 200 g Brokkoli • 2 EL Olivenöl • 100 g Erbsen
(frisch oder TK) • 1–2 TL Gewürzmischung »Penne all'arrabbiata« (→ Tipp)
5 EL Gemüsebrühe (instant) • 200 g breite Nudeln • Salz
3 EL Kaffeesahne (10 %) • 2 EL geriebener Parmesan**

1 Das Gemüse putzen, schälen oder waschen und zerkleinern: Paprikaschote und Zucchini in Würfel, Pilze in Stücke, Lauch mit dem Grün in feine Ringe schneiden. Den Brokkoli in Röschen und Stiele teilen, die Stiele schälen.

2 Das Öl in einer großen Pfanne erhitzen. Das zerkleinerte Gemüse und die Erbsen darin unter Rühren anbraten. Würzmischung und Brühe zugeben, das Gemüse aufkochen und zugedeckt bei schwächster Hitze in etwa 10 Minuten bissfest garen.

3 Inzwischen die Nudeln in reichlich Salzwasser nach Packungsaufschrift garen, dabei die Kochzeit um 1 Minute verringern. Abgießen, kurz abtropfen lassen und zum Gemüse geben. Kaffeesahne und Käse zugeben, alles locker mischen und mit Salz abschmecken.

Unser Tipp

Ausgezeichnete Mischungen von getrockneten Kräutern und/oder Gewürzen bekommen Sie in Bio-Supermärkten und Naturkostläden. Auf der Packung ist eigens vermerkt, dass sie ohne den Geschmacksverstärker Glutamat hergestellt werden. Es gibt viele verschiedene Mischungen – von einfachen italienischen Kräutern mit Oregano, Majoran, Bohnenkraut, Thymian, Rosmarin und Petersilie über Salatkräuter, die auch Zwiebeln, rote Paprika und Sellerieblätter enthalten, bis zu Kräuterbuttergewürz oder mildem grünem und scharfem gelbem Currypulver. Das »All'arrabbiata«-Gewürz ist für scharfe Nudeln, Tomatensauce und Hackfleischgerichte bestimmt, passt aber auch prima zu Suppen, Eintöpfen und Ragouts.

Pute mit Litschis in Kokossauce

Für 2 Portionen
Hauptmahlzeit

Zubereitungszeit 30 Minuten

100 g Kokosmilch (Dose) • 100 ml Gemüsebrühe (instant)
1 Stück frischer Ingwer (etwa 2 cm lang) • 1 TL abgeriebene Zitronenschale (unbehandelt) • 1–2 TL Currypulver • 2 Frühlingszwiebeln • 8 Litschis
200 g Putenbrustfilet • 1 EL Öl • Salz • 1–2 TL Zitronensaft
1 EL gehackte Petersilie (frisch oder TK)

1 Die Kokosmilch mit der Brühe unter Rühren aufkochen. Im offenen Topf bei schwacher Hitze dickflüssig einkochen.

2 Den Ingwer schälen und fein zerkleinern. Mit Zitronenschale und Curry in die Kokosmilch rühren, etwa 5 Minuten köcheln und zugedeckt heiß halten.

3 Die Frühlingszwiebeln putzen, waschen und mit dem Grün in fingerbreite Stücke schneiden. Die Litschis schälen, halbieren und die Kerne herauslösen. Das Putenfleisch in feine Streifen schneiden.

4 Das Öl in einer beschichteten Pfanne oder im Wok erhitzen. Fleisch darin bei starker Hitze unter Rühren kräftig braun anbraten, dann herausnehmen.

5 Die Frühlingszwiebeln im Bratfett bei mittlerer Hitze bissfest braten. Fleisch und Litschis zugeben, einige Male durchrühren. Die heiße Kokossauce zugeben und rasch bis knapp unter den Siedepunkt erhitzen. Mit Salz und Zitronensaft würzen, mit der Petersilie bestreut servieren.

Unsere Tipps

- Dazu gibt es frisch gegarten weißen oder Naturreis.
- Bereiten Sie die Litschis über einer Schüssel vor, um den Saft aufzufangen. Diesen geben Sie am Schluss in die Sauce. Beim Erhitzen darauf achten, dass die Litschis nicht kochen, sonst werden sie zäh.
- Die restliche Kokosmilch brauchen Sie für die Asiatische Kohlsuppe und den Fenchel mit Shrimps (→ Rezepte Seite 58 und 89).

Löwenzahngemüse mit Mozzarella

Für 2 Portionen
Hauptmahlzeit

Zubereitungszeit 30 Minuten

300 g Löwenzahn • 2 Stangen Staudensellerie • 2 Frühlingszwiebeln 2 EL Rapsöl • Salz • Weißer Pfeffer aus der Mühle • 125 g Mozzarella 2 EL Semmelbrösel

1 Löwenzahn putzen, in die einzelnen Blätter teilen, waschen und trockentupfen. Quer in etwa zwei Zentimeter breite Stücke schneiden. Selleriestangen waschen, abtrocknen und in knapp fingerdicke Stücke schneiden. Frühlingszwiebeln putzen, waschen und mit dem Grün in feine Ringe schneiden.

2 1 Esslöffel Öl erhitzen und Löwenzahn, Sellerie und Frühlingszwiebeln bei mittlerer Hitze unter Rühren etwa 2 Minuten schmoren, bis die Frühlingszwiebeln glasig sind. Mit Salz und Pfeffer würzen und zugedeckt bei mittlerer Hitze weitere 5 Minuten garen.

3 Das restliche Öl in einer Pfanne erhitzen. Den Mozzarella trockentupfen, halbieren und in den Semmelbröseln wenden. Bei mittlerer Hitze rundherum braten, bis der Käse zu schmelzen beginnt. Das Gemüse auf vorgewärmten Tellern verteilen und mit Mozzarella belegen.

Unsere Tipps

- Dazu passen (neue) Pellkartoffeln oder pro Person 2 Scheiben Baguette.
- Löwenzahn besitzt alle guten Eigenschaften der ersten wilden Frühlingskräuter: reichlich Vitamine und Mineralien, die wir nach der kalten Jahreszeit dringend brauchen, um Energie zu tanken. Die Bitterstoffe in den Blättern wecken den Appetit, beugen Gallenleiden vor, fördern die Verdauung und kurbeln den Stoffwechsel an, so dass Sie selbst in einer Schwächephase wieder schneller zu Kräften kommen. Außerdem hilft er uns beim Entschlacken, damit wir rank, schlank und gesund für den Sommer gerüstet sind. Wenn Sie das Kraut beim Spaziergang oder im eigenen Garten selbst ernten – um so besser! Dann haben Sie auch gleich gesunde Bewegung an der frischen Luft.

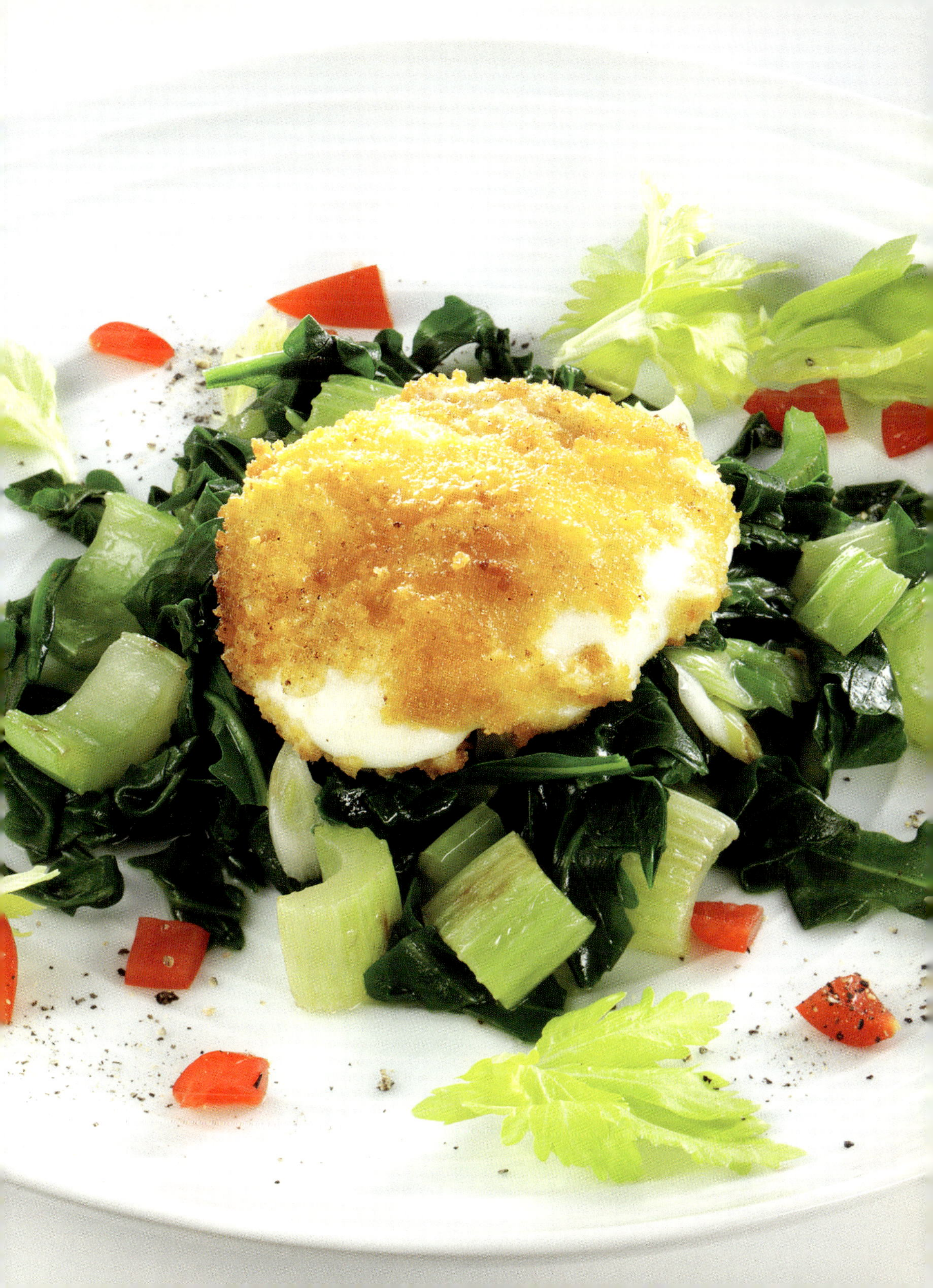

Bohnen und Tomaten mit Eiercreme

Für 2 Portionen
Hauptmahlzeit
Zubereitungszeit 25 Minuten

300 g grüne Bohnen • 2 große Tomaten • 1/2 Pck. Salatkräuter (TK)
Salz • Pfeffer aus der Mühle • 1 TL Olivenöl • 3 hart gekochte Eier
100 g Magerjogurt • 1 EL Crème fraîche • 1 TL körniger Senf
Cayennepfeffer

1 Die Bohnen waschen, putzen, in Stücke schneiden und in wenig Wasser in etwa 15 Minuten bissfest garen. Abgießen, in eine Schüssel geben und abkühlen lassen. Die Tomaten waschen und würfeln. Mit 2/3 der Kräuter zu den Bohnen geben, Salz, Pfeffer und Öl zufügen und mischen.

2 Die Eier schälen und würfeln. Mit Jogurt, Crème fraîche, Senf und den restlichen Kräutern mischen, mit Salz und Cayennepfeffer würzen.

Ananas-Drink

Für 2 Portionen
Snack
Zubereitungszeit 5 Minuten

100 g Ananasstücke (Dose) • 3 EL Ananassaft (Dose)
1/4 l Gemüsesaft (Flasche) • Cayennepfeffer • 2 EL Kefir

Ananasstücke mit Ananassaft und Gemüsesaft pürieren. Mit Cayennepfeffer scharf abschmecken, in Gläser füllen und den Kefir untermischen.

Cranberry-Milchreis

Für 2 Portionen
süße Hauptmahlzeit

Zubereitungszeit 30 Minuten

Etwa 1/4 l fettarme Milch • 1 EL Zucker • 1 TL abgeriebene Zitronenschale (unbehandelt) • 50 g Rundkornreis • 50 g Sahne • 1 TL Vanillezucker 1 Pck. getrocknete Cranberries (125 g) • 1 EL Erdbeerkonfitüre

Milch mit Zucker und Zitronenschale zum Kochen bringen. Reis unterrühren und zugedeckt bei schwächster Hitze 25 Minuten garen, bis er weich, aber noch körnig und ziemlich feucht ist. Gegebenenfalls noch Milch zugießen. Die Sahne mit dem Vanillezucker steif schlagen. Mit Cranberries und Konfitüre unter den heißen Milchreis ziehen.

Grütze mit Vanillejogurt

Für 2 Portionen
Dessert

Zubereitungszeit 25 Minuten

200 g Zwetschgen • 2 Birnen (etwa 300 g) • 100 ml Holunderbeersaft (Flasche) • 2 EL Zucker • 1 gehäufter TL Speisestärke • 300 g Vanillejogurt

1 Die Zwetschgen waschen, halbieren und entsteinen. Die Birnen schälen und in Stücke schneiden. Früchte mit Saft und Zucker aufkochen.

2 Speisestärke mit 1 Esslöffel kaltem Wasser glatt rühren, untermischen und erneut aufkochen. Jogurt schaumig schlagen und zur Grütze servieren.

Kirschbecher mit Quark

Für 2 Portionen
Dessert

Zubereitungszeit 15 Minuten
+ 1 Stunde Kühlzeit

300 g Kirschen • 2 EL Zucker • 1 Scheibe Pumpernickel
2 Vollkorn-Butterkekse • 250 g Magerquark • 3 EL Apfelsaft
Abgeriebene Zitronenschale (unbehandelt) • 50 g Sahne
1 EL gehackte Mandeln • 3 EL dunkle Raspelschokolade

1 Kirschen waschen, entsteinen und in einer Schüssel mit 1 Esslöffel Zucker mischen. Pumpernickel toasten, abkühlen lassen und fein zerkleinern. Kekse fein zerkrümeln.

2 Quark mit restlichem Zucker, Apfelsaft und Zitronenschale verrühren. Die Sahne steif schlagen und unterziehen.

3 Quarkcreme, Kirschen, Pumpernickel, Keksbrösel, Mandeln und 2 Esslöffel Raspelschokolade schichtweise in hohe Dessertschalen geben. Zugedeckt im Kühlschrank mindestens 1 Stunde ziehen lassen. Zum Servieren mit der restlichen Raspelschokolade bestreuen.

Unsere Tipps

- Es gibt verschiedene Kirschsorten: weiche dunkle Herzkirschen oder hellere knackige Knorpelkirschen. Welche Sie wählen, spielt keine Rolle. Doch essen Sie die köstlichen Sommerfrüchte während der Saison ab Ende Mai bis Mitte Juli so oft wie möglich: Sie stärken unsere Energie, weil sie den Aufbau von Blut unterstützen. Der hohe Kalium-Gehalt sorgt für einen gesunden Blutdruck. Und weil Kirschen sehr viel Wasser enthalten, müssen die Nieren richtig arbeiten.
- Wichtig für den Einkauf: Helle Kirschen sind nicht unreif, sondern eine bestimmte Sorte. Reife Kirschen erkennen Sie an den grünlichen Stielen. Bei Überreife vertrocknen die Stängel oder fallen sogar ab. Regen während der Erntezeit lässt die Früchte aufplatzen. Solche Kirschen werden selten verkauft; jedenfalls muss man sie sofort verbrauchen, denn sie faulen sehr schnell. Das gilt auch für Kirschen ohne Stiel.

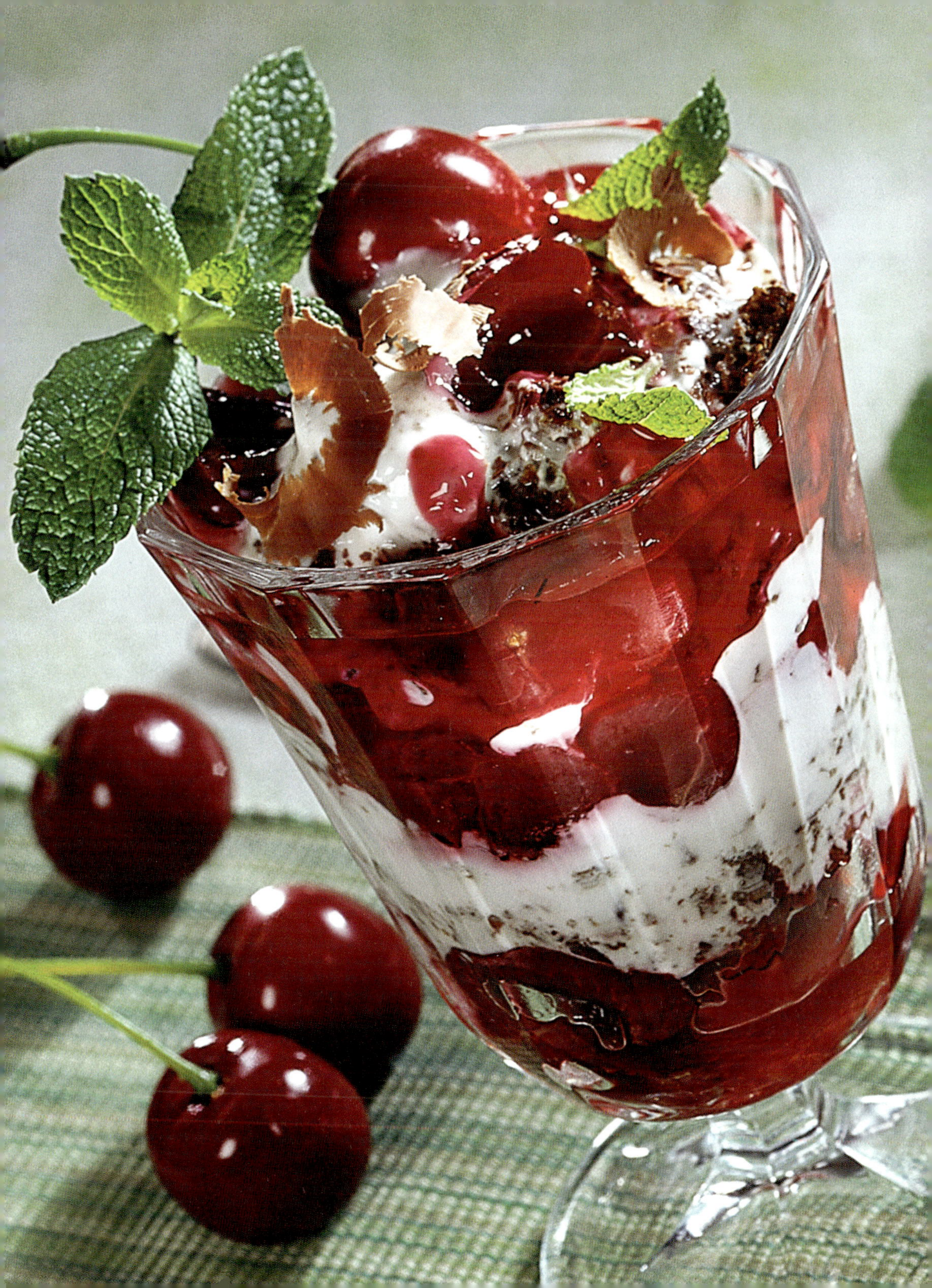

Über dieses Buch

Die Autorin Dr. Barbara Rias-Bucher ist Mitglied des Food Editors Club und arbeitet seit über 20 Jahren für renommierte Verlage. International bekannt wurde sie durch ihre mehrfach ausgezeichneten Bücher zu vegetarischer und vollwertiger Ernährung. Die Auflage ihrer etwa 150 Bücher liegt bei 2,5 Millionen. Barbara Rias-Bucher zählt zu den wichtigsten deutschen Autoren für Koch- und kulinarische Sachbücher. Sie gilt als Expertin für alternative Ernährungsformen, die auch Feinschmecker mögen. Daneben hat sich die studierte Historikerin auf regionale kulinarische Traditionen und auf die internationale Kultur des Essens spezialisiert.

Der Fotograf Karl Newedel, Münchner Fotodesigner, sammelte nach seiner Ausbildung zum Koch nationale wie internationale Erfahrungen in großen Häusern, bevor er sich 1982 als freischaffender Food-Stylist einen Namen machte. Seit 1996 agiert er selbst hinter der Kamera und gibt mit seinen Fotografien zahlreichen Büchern ein unverwechselbares Gesicht.

Bildnachweis Alle Fotos: Karl Newedel, München, außer Seite 11 (Health and Wellbeing), Seite 27, 77, 87, 93 (Helga Florian, Weiden) und Seite 39 (T. Kilper)
Titelbild: Karl Newedel, München

Weltbild Buchverlag
–Originalausgaben–

Steinerne Furt 67, 86167 Augsburg
3. Auflage 2006

Projektleitung: Gerald Fiebig
Redaktion: Annette Gillich
Umschlag und Satz: Lydia Koch, Augsburg
Umschlagfoto: Karl Newedel, München
Innenlayout: X-Design, München
Reproduktion: Point of Media GmbH, Augsburg
Druck und Bindung: TYPOS-Digital Print, spol. s r. o., Podnikatelská 1160/14, CZ-32059 Plzen

Gedruckt auf chlorfrei gebleichtem Papier

Printed in Czech Republic

ISBN 3-89897-405-7

Hinweis in eigener Sache
Unsere Rezepte werden von erfahrenen Autoren kreiert und erprobt. Wir freuen uns jedoch über Anregungen, Tipps oder Kritik und helfen bei Fragen gerne weiter. Bitte wenden Sie sich an: Weltbild Buchverlag, Steinerne Furt 67, 86167 Augsburg, oder schicken Sie uns eine E-Mail an: Gabriele.Beck@weltbild.com

Rezeptregister

Mahlzeiten

Frühstück + Snacks

Hauptgerichte

Dessert